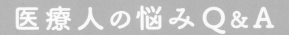

医療人の悩みQ&A

# 働き方の処方箋
## ── 人生を肯定的に生きる

山藤 賢 著
Sando Masaru

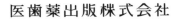

医歯薬出版株式会社

This book was originally published in Japanese
under the title of:

Hatarakikata-no Shohosen Jinsei-wo Koteiteki-ni Ikiru
(Working wellness, making life positive for medical professionals Q&A)

Sando, Masaru
Principal,
Showa College of Medical Technology

© 2021   1st ed.
ISHIYAKU PUBLISHERS, INC.
  7-10, Honkomagome 1 chome, Bunkyo-ku,
  Tokyo 113-8612, Japan

# 推薦のことば

　書店に行けば，人間の生き方を説く書籍は様々なジャンルのものが多数ありますが，臨床検査技師を目指す学生や卒後の若い技師を念頭に入れて執筆されたものは見たことがなく，本邦初ではないでしょうか.

　著者の山藤賢先生は医師ですが，経営者であり，教育者でもあり，数多の経験から深い洞察力を持ちえた医療人です. 本書の中でも豊富な知識と経験に裏打ちされた，心に響く言葉が出てきます.

　10年ほど前，私が日本臨床衛生検査技師会の会長に就任し，日本臨床検査学教育協議会の学会に出席した際，声をかけていただいたのが私と山藤先生との出会いです. それ以来度々意見交換を行うなど交流が続き，山藤先生は大切な仲間であり，親しい友人です.

　本書を開いてみると，著者とカトリーヌとの対話形式で物語が進んでおり，気取らないユニークな体裁となっています. それゆえ，本書は若い読者が持つ素朴な疑問や悩みに，同じ目線で優しく語りかけているような配慮が窺われ，読者にとってもより身近に，且つ共感を得るものとなるはずです.

　戦後，わが国の臨床検査は米国医学から大きな影響を受けながら，医学や医療ともに専門分化や高度技術化する中で進歩し，国民皆保険制度の下で発展してきました. その過程では，科学技術の進歩で次々と優れた検査法が開発され，大量の迅速処理を可能としました. そのような現場で仕事をする臨床検査技師は専門性を追求することを理想像としてきましたが，近年，チーム医療の中で臨床検査技師に求められる役割は大きく変化しています.「検査の向こうには患者がいる」と学んだ時代は昔話と言われるでしょう. 今や仕事の範囲は，医師からの検査指示に始まり，血液などの検体採取や測定・分析，結果の評価，所見の記録，伝達など一連の検査工程に及ぶものであり，とりわけ，病棟や外来に出向き，

医師や看護師などと協働して，患者と向き合う機会が増えています．その際に必要となる大切なツールは本書で最初に取り上げられているコミュニケーションであり，まさに，時代が求めるものです．

　学び得た専門の知識や技術を実装し，社会に還元していく使命を担い，患者の立場に立って考えられる医療人であり，人間性豊かな社会人が私たち臨床検査技師の未来像ではないでしょうか．

　2020年新型コロナウイルス感染症が中国で発生し，瞬く間に世界中に拡散し，パンデミックが起きました．この教訓を基に，新たな生活様式も取り入れた社会が形成されつつあります．さらに，ITやAI，ロボットを駆使した第四次産業革命の実現が加速され，社会全体は「物からヒトに」，「集合から分散に」の視点へと大きく変化していくことでしょう．

　その時に，一人の人間としてどのように，どこに向かって生きていくか，自問することになります．

　気取りがなく執筆されている「人生を肯定的に生きる」と題した本書は，奥深い人間学に基づいた人生における行動学の指南書とも言えるでしょう．

　本書は，困難を乗り越える知恵や輝く人生を説くもので，臨床検査技師を目指す学生や未来を担う若い臨床検査技師の皆さんに，ぜひ一読願います．

一般社団法人日本臨床衛生検査技師会 代表理事 会長
参議院議員

宮島　喜文

『働き方の処方箋─人生を肯定的に生きる』

# 推薦のことば

　この度，医歯薬出版株式会社より山藤賢先生著『働き方の処方箋─人生を肯定的に生きる』が出版されました.

　書籍を紹介する前に著者である山藤先生をご紹介させていただきます.山藤賢先生は，私の尊敬するそして敬愛する人物であります.私より大分（20歳近く）若い年下ではありますが，尊敬できる人物は年上とは限らないという典型であります.山藤先生は，臨床検査技師学校の学校長，医療法人の理事長，そして整形外科医として，さらに東京都サッカー協会医学委員長と医療者，教育者，経営者そして社会貢献とマルチな才能を活かし，活躍されています.最初にお会いしてからかれこれ15年以上になりますが，その時から変わらないことがあります.それはヒトの心をつかむ力，ヒトを魅了する力を持たれていることであります.山藤先生のそれらの力は普通の人にはない，天性のもので，一度話をすると皆が魅了され，心を引き付けられる人柄であります.このことは私だけでなくお会いした人は誰もが感じることと思います.まさに人を動かす力をもったリーダーとしての資質を兼ね備えた人といえます.

　さて，本書は2020年の4月からMedical Technologyの連載として計12回，1年間掲載されたものをまとめたものです.『人生を肯定的に生きる』という表題の通り，仕事に悩んだとき，壁にあたったとき，人間関係に困ったときなど読むことで解決策が自然に浮かんでくるヒントがふんだんに盛り込まれています.文章はカトリーヌ（一部卒業生のタカコが登場します）と著者の対談形式になっており，難解な問題に対してもわかりやすく，隣で対談を聞いているような錯覚を起こす程です.さらにカトリーヌの質問が的を射た絶妙なもので読者が聞きたいこと，疑問に思うことを代弁してくれています.

今後の社会は，より多様にそして急速に変化していくと思います．それに対応するためには，未知の課題に対して創造性を発揮して科学的に解決する能力が求められます．また同時に社会人としてそして医療人としての品位と人格を兼ね備えた人材が必要とされます．そのような複雑な社会背景の中，本書はそれを実現させるための大切な示唆を与えてくれるものであります．

　最後になりますが，臨床検査技師を始め看護師，診療放射線技師，理学療法士，臨床工学技士などの医療従事者ばかりでなく，学生やすでに活躍されている一般の社会人の方々にもビジネス教養書として是非お読みいただくことを推薦致します．きっと自らの人生が豊かで実り多いものになることが期待できます．


千葉科学大学　大学院　教授
元・日本臨床検査学教育協議会理事長

三村　邦裕

# Contents

推薦のことば（宮島喜文）………………………………………………………………… iii

推薦のことば（三村邦裕）………………………………………………………………… v


episode01　連載を始めるにあたって ……………………………………………… 1

episode02　「コミュニケーション」に悩んでいるあなたへ（前編）……………… 3

episode03　「コミュニケーション」に悩んでいるあなたへ（後編）……………… 7

episode04　〈緊急特別テーマ〉COVID-19感染拡大状況下における，
　　　　　　それでも肯定的な生き方 ……………………………………………… 11

episode05　変化すること・変化しないこと ……………………………………… 17

episode06　縁と運 …………………………………………………………………… 23

episode07　個人と組織のあり方 …………………………………………………… 27

episode08　人生の転機 ……………………………………………………………… 33

episode09　許す力 …………………………………………………………………… 39

episode10　自分に正しく生きる …………………………………………………… 45

episode11　仕事における「愛」の交換 …………………………………………… 51

episode12　初心忘るべからず〈最終回〉………………………………………… 57


連載「働き方の処方箋　人生を肯定的に生きる」を振り返って
総括対談………………………………………………………………………………… 65


謝辞……………………………………………………………………………………… 74

※※　本書は雑誌『Medical Technology』での連載「医療人の悩みQ&A　働き方の処方箋―人生を肯定
　　　的に生きる」（2020年4月号～2021年3月号）の記事を再掲し，一部，新規項目を加えたものです

働き方の処方箋

# "人生を肯定的に生きる"

医療人の悩み Q&A

## episode 01 連載を始めるにあたって

**著者**
**Profile**

**山藤 賢**（さんどう まさる）

東京都生まれ．昭和大学医学部，同大学院医学研究科外科系整形外科学修了．医学博士．医療，経営，教育の，幅広いフィールドで活躍中．
【医療者として】学生時代，名門校サッカー部に在籍し，全国大会出場経験もあることから，ピッチに立つ選手に寄り添う医師になりたいと願い医学部に進学．さまざまなご縁からJリーグ，サッカー日本代表各世代のチームドクターを歴任．サッカー日本女子代表なでしこジャパンではオリンピック，ワールドカップなどをともに戦い抜いた．現在は東京都サッカー協会医学委員長を務め，2020 東京オリンピック・パラリンピックに向けたメディカルマネジメントにかかわっている．
【経営者，教育者として】医療法人社団昭和育英会理事長として医療機関を複数経営．臨床検査技師教育に特化した昭和医療技術専門学校では学校長として学生に向き合う．日本臨床検査学教育協議会理事，短期大学専門学校部会会長．著書『社会人になるということ』（幻冬舎）が，丸善日本橋店にてビジネス部門週間ランキング1位となるなど，教育・人材育成に関する執筆，講演活動でも注目されている．
【個人として】趣味の歌舞伎鑑賞では，同級生の歌舞伎役者10代目松本幸四郎の後援会会長も務める．他，旅と読書と馬が大好き．

### 企画趣旨（編集部より）

　編集部には，読者の皆様からさまざまな質問や悩みが寄せられています．検査の専門知識・技術などについては誌面でお答えしてきましたが，それ以外のたとえばコミュニケーションに関するお悩みなどについては，これまであまり取り上げる機会がありませんでした．そこでこのたび，学生さんの進路・勉学に対する悩みや，若手技師の方の働き方・将来に関する悩みなどに対して，お答えする連載を企画しました．多様なお立場での豊富なご経験をおもちでいらっしゃる山藤先生にお考えを執筆していただくことで，これからの臨床検査を担う学生や若手の皆様の活力となるような連載にしたいと考えております．

### ご挨拶

　はじめまして，山藤です．今回，医歯薬出版『Medical Technology』編集室の方から，「医療現場で働く人達や学生達の悩みに答えるような連載をしてほしい」と頼まれました．リーダーといわれるような立場の方々から，中堅，新人，学生まで，いろいろな立場の方が読まれる雑誌ですので，幅広い方々が対象なのですが，とりわけ若い人向けのメッセージを中心に添えてほしいとリクエストをいただいています．とても難しいチャレンジではありますが，今の私ができることとして，これからの医療の現場，またそこにかかわる人々がより豊かで幸せになれるよう，もっている知識と知恵で精いっぱい頑張らせていただきたいと思いました．

　この連載は私が一人で作っていくものではありません．皆さんから質問も受け，そして，ともに感じ，ともに考え，対話していくようなイメージでいてほしいと考えています．私自身の力不足から，至らない内容，表現も多々あるとは思いますが，ぜひ，皆

さんとともに，この時間を共有していけたら幸いと思っています．そしてこの時間が，皆さんが少しでも前向きに，人生を肯定的に歩んでいける一つの気づきになれば幸いです．

## 連載への想い

　まずは，自己紹介も兼ねて，私がこのような場で語らせていただく際に，その拠り所となる3つの立場を簡単にご説明させてください．私は，臨床検査技師教育に特化した昭和医療技術専門学校の学校長ですが，同時に複数の医療機関を抱えた医療法人の理事長として，また臨床の現場においては現役の医師として活動しています．つまり，医療従事者を送り出す教育者としての立場，雇用する側の立場，一緒に現場で働く仲間としての立場，の3つの立場があります．このことが，学校長としてどのような臨床検査技師を育てるかを考える原点となっています．

　また私の人生経験のなかで，何かの目標を立ててそれに向かって夢をかなえるのがすべてという生き方はしてきませんでした．夢や目標，目的もとても大事ですが，それよりも『イマ』の目の前のことを一生懸命に生きるということを大切にしてきました．たとえば，なでしこジャパンのチームドクターも，今の医療経営も，学校長も，今度のオリンピックのドクターも，自分がやりたいと言って手をあげたものは一つもありません．人から頼まれて結果的にやっていることばかりです．その時は意味はわからずとも自分自身がその時その時に強くがむしゃらに打ってきた点が，後から色々と縁やつながりをもって，結果的に自分の人生は幸せになっていると感じています．そのような経験も，連載タイトルにあるように人生を肯定的に生きるという生き方につながっており，連載のなかでも紹介していけたらと思います．

　そして学生教育において，また人材育成において，私が一番大切に思っていることがあります．それは一人一人が「自分の頭で考える」ということで

す．私達の生き方には正解はありません．誰かが教えてくれた答えが人生の正解になるわけではありません．普段私達は形のあるもの，目に見えるものに正解を求めます．しかし，大事なのは，そこではなく，自分自身がどうあるか，どう生きるかにあるのではないでしょうか．たとえば，今後，AIの発達が医療の現場にも影響を及ぼしてきます．しかし，私達人間にしかできないことはなんでしょう？　医療人としてはどうでしょう？　私は，以前より「人の心に寄り添うこと」は，私達人間だからこそできること，いや，医療人として，しなければならないことではないかと思っています．しかし，「人の心に寄り添うこと」は，目に見えるでしょうか？　心は目に見えるでしょうか？　見えないけれど，私達はそれを信じています．医療人は，この感覚を研ぎ澄ますこと，そして自分の頭で考えることが大事なのではないかと思っています．

## 本連載が目指すもの

　この連載は，そのお手伝いかと思っています．自分自身に向き合うお手伝い，そして気づきのお手伝いです．大事なのは，まずは「問い」です．周囲に対する「問い」，自分自身に対する「問い」です．そして，執着や思い込みから外れて，何かに「気づく」こと．それを「感じる」こと．その感じたことを「自分の頭で考える」ことです．起きた出来事，今の環境は変わらなくとも，私達は自分自身の人生を決して否定的ではなく，肯定的に生きることができるはずです．もちろん，私自身，何も完成された人間ではありませんし，今も日々悩んでいますし，成長したいと思っています．これからの世の中を，より良くしていくために，そのために私も含めた皆さん，「自分自身が」より良くなるために，この連載を通して，皆さんとともに歩んでいけたらと思っています．まずは「問い」から始めましょう．お待ちしております．どうぞよろしくお願いいたします．

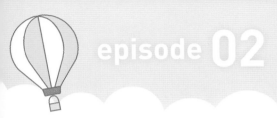

# episode 02

# 「コミュニケーション」に悩んでいる あなたへ（前編）

編集部へ届いた読者からの質問では，「部門間の壁のようなものがあり，コミュニケーションに難しさを感じています」，「患者接遇には明確な正解がない部分も多いので，自分のやり方でよいのか不安があります」といった"コミュニケーション"に関するお悩みが，特に多く寄せられました.
そこで今回は，日々いろいろなお立場の方と接しながらお仕事をされている山藤賢先生（さんどうまさる） に，コミュニケーションの取り方や人間関係の構築において心がけていらっしゃることなどをお話しいただきます．（編集部）

：こんにちは．いよいよ連載が本格的にスタートします．編集部から，最初は「コミュニケーション」について取り上げてほしい，という話がありましたので，今日はそれについてお答えしていこうと思います．読者の皆さん，よろしくお願いします．

：あの……私はどうして呼ばれたんでしょうか？

：あっ，そうそう，この連載ですが，編集部と相談のうえ，実在の臨床検査技師カトリーヌ （仮名，20代女性）との対話形式でやっていこうということになりました．カトリーヌには読者目線で参加してもらえたらなと思います．私とは対等の立場でいきましょうね．気をつかう必要もないですよ．

：なるほど，わかりました！　よろしくお願いします．

：うん，一緒に成長していきましょう．楽しみです．さて，今回はコミュニケーションについての質問です．これは，本当に誰もが悩み，困り，そして答えのない問いですので，明確な答えというのは出せません．ただ，この対話のなかで皆さんにとっての気づきが何か少しでもあればと思います．カトリーヌ，コミュニケーションと聞いて，一番大事なことって何が思い浮かびますか？

：そうですね……まずは「積極的に話しかける」とか，「自分の意見を論理的にしっかりと言える」とか，相手との関係を良好に保つために必要なことというイメージが浮かびますね．

：そうですよね．もちろん，一口にコミュニケーションと言っても，たとえば職場にかぎらず友人，家族，恋人，何にでも関係性はありますので，すべてにおいて必要なのですが，ここでは連載の主旨上，医療の現場で，おもには患者さん，または職員同士をイメージして話しますね．

：はい！

：ところで，今カトリーヌが言ったのは，おもに伝えることのほうでしたね.

：はい，そうですね．でも，それが一番大事でしょ？

👩‍⚕️：それももちろん大事です．でも，私がコミュニケーションにおいて一番大切だと思っていることは他にあります．そして，それはほとんどの人が思っている以上にあまりうまくできていないことだとも思います．

👩：へー，それは何ですか？

👩‍⚕️：それはですね，聴くことです．

👩：聴く，ですか．

👩‍⚕️：そうです．しかも，これは誌面に載るので説明しやすいのですが（笑），「聞く」ではなく，漢字では「聴く」のイメージです．

👩：普通の「聞く」と何が違うのですか？

👩‍⚕️：ただ聞くんじゃないんです．「聴く」のほうは，漢字に"耳"の他にも"目"や"心"が入っているように，「全身で聴く」というイメージです！

👩：なるほど！

👩‍⚕️：カトリーヌは人の話を聞く時に，いつも全力で聞いていますか？

👩：ん〜〜そう言われると……．聞いている途中で，なんか私とは意見が違うなぁと思ったり，長いなぁと思ったりして聞いているかもしれません．

👩‍⚕️：そうですよね．そして「次に自分は何を話そうかなぁ」なんて思いながら聞いている……（笑）この全力で聴くというのは，大げさに言えば，全身全霊をかけて聴く！ということです．

👩：大げさですね！（笑）

👩‍⚕️：はい！（笑）もちろん，いつもそうである必要はないかもしれませんが，そういう習慣がつくといいですよね．だって，自分が話していて，相手が全身全霊で，うなずきながら，目を見て聴いてくれていたらどうですか？

👩：嬉しいです．あぁ，この人真剣に聴いてくれているなぁって思います．

👩‍⚕️：でしょ．それだけでも良い関係は築けそうじゃないですか．患者さんの声をちゃんと全身全霊で聴いているか，皆さんにも確認してほしいです．

👩：なるほど，確かに自分がお客さんとして行った店でも，この店員さん話聞いていないなぁと思うと，こちらも心を開かないですよね．

👩‍⚕️：逆にキラキラとした目で，話を聞いてくれている人がいたらどうですか？

👩：なんか嬉しくなってしまいます！

👩‍⚕️：そうですよね．ですから，関係性っていうのはそういうところからも生まれてくるんです．

👩：先生，率直に聞いてもいいですか？

👩‍⚕️：はい，なんでもどうぞ．聞きにくいことでもぜひ！読者の代表ですからね，カトリーヌは！

👩：はい，患者さんはわかります．でも職場では，相手が変なことを言っていたり，どうしても嫌いな人とか，苦手な人とかもいると思うんです．いないですか？

👩‍⚕️：います！絶対にいます！（笑）

👩：そういう人とコミュニケーションをうまくとるには，聴くだけでは改善されないと思うのですが……．

🧑：そうですね，そのとおりです．いい質問です！　でもですね，そんなの関係ねー！です．もう小島よしおです！！

👩：ん？　まさかのギャグですか（笑）　しかも古い……．

🧑：スミマセン（笑）．ちょっと場をなごませようと思いまして……．でも本当にそうなんですよ．この連載のサブタイトルは"人生を肯定的に生きる"ですよね．肯定的に生きるとはどういうことか――相手には関係なく，自分がどうあるか，ということなんです．先ほどの嫌な相手というのは，主体はどちらにありますか？

👩：私から見たら，相手にあります．

🧑：そうですよね．それはカトリーヌに変えることができますか？

👩：いえ，確かに基本的に相手を変えることはできませんよね……．

🧑：はい．でも自分がどうあるかは，自分で決めることができませんか？

👩：はい，できます！

🧑：そうなんです．大事なことは，相手がどうあるかではありません．自分がどうあるかなんです．どのような相手であっても全身全霊で必死に話を聴いている人，カッコよくないですか？

👩：カッコいいです！

🧑：そのうち，相手も変わるかもしれませんね．変わらないかもしれません．でもそんなことはどうでもいいんです．自分がどうあるかなんです．それが人生を自分が主人公として主体的に生きるということです．それに気づけば，相手のことは，そんなの関係ねー！でしょ（笑）

👩：確かに……でも，難しいですよね．

🧑：そうですね．本来はメチャメチャ難しいことですよ．だからこそ，最初に言ったように回答もないし，この連載はバシッと決めた回答ではなく，毎回なんとなくモヤモヤした感じで終わるのが目的です……．

👩：えーっ，無責任な！（笑）

🧑：いえいえ，だから一回目の連載で言ってあるじゃないですか，自分の頭で考えるって．この対話のなかから，今の自分に響いた何かに気づき，感じて，そして考えるんです．正解はありません．でも，よく考えてくださいよ．相手の機嫌や相手の態度，それに合わせて生きていくことが，カトリーヌの本当に望んでいることですか？　自分がどうしたいのか，自分はどうできるのか，焦点を自分に当てて自分の人生を生きていくことはとても大事だとは思いませんか？　もしそれに気づいたとしても，そこに蓋をしてそのまま生きていくこともできます．ほとんどの人はそうして生きていっているかもしれません．でも，もし自分はこう生きていくとある日決め，そして行動したら，人生はまた違った風景に見えるかもしれませんよ．

👩：誰のものでもない，自分の人生ですもんね．

🧑：そのとおりです．それが自立して，自分の人生をみずから主体的に生きていくということ，肯定的に生きていくということではないかと思います．あと本当はこの流れのなかで，「伝える」のほうで付け加え

たいことがあります．でもこれ，すでに文字数オーバーですよね……．初回から張り切ってしまってスミマセン．編集部の方，どうしましょうか……？

——それでは，盛り上がったので次号にこの続きを話していただくということで，いかがでしょうか．

：初回から予想外の展開に……．スミマセン，ではそうさせてください．

：はい，私もまた聞きたいことがたくさん出てきました．山藤先生，今日はありがとうございました．

：ありがとうございました．

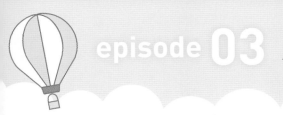

# 「コミュニケーション」に悩んでいる
# あなたへ（後編）

前回（48巻5号）は，読者の皆さんから特に多くの質問が寄せられたテーマ「コミュニケーション」について取り上げました．対話が白熱し誌面に盛り込みきれなかったため，今回も引き続き本テーマについて，山藤 賢 先生（さんどうまさる）😊 とカトリーヌ（仮名）😊 に語っていただきます．

（編集部）

😊：前回はコミュニケーションについて，「聴く」ということを中心に対話しましたね．時間が足りなくなって，今月もその続きになりました．どうでしたか？

😊：はい，「聞く」という行為は，コミュニケーションにおいて受け身のような印象でしたが，先生と話していくうちに，「聴く」というのが積極的な行為なのではないかと思うようになりました．

😊：そうですか！それは嬉しい気づきですね！自分ができることをする，物事を主体的に考えるようになってきたんだと思います．早くもカトリーヌの成長ですね．

😊：ありがとうございます！前回，今度は「伝える」という点で，付け加えたいことがあるとおっしゃっていましたね．でもその前に，私のなかでまた問いが生まれたので質問してもいいですか？

😊：それは素晴らしい！何度も言っているように，常に問いをもちながら対話を続けていくのは本当に大切なことですから．読者の皆さんもたくさんの問いをおもちかもしれませんね．ぜひ，どうぞ．

😊：先生は前回の対話のなかで，「自分の本当の人生を生きるということが良いと気づいても，大半の人達はそれに蓋をしてしまっている」と言っていましたよね．そう言われてみると，私もそんな気がします．それはどうしてなのでしょうか？

😊：はい，言いましたね．そして，それは深い気づきで，本来とても深い話になります．この連載の1年分が終わってしまうくらいです（笑）．少し話して，皆さんの気づきや反応に任せたいと思いますが，その大きな理由は「恐れ」です．

😊：恐れ，ですか？　何に対する恐れなんでしょうか．

😊：これもいろいろとありますが……，たとえばわかりやすいところでは，周囲の評価や世間の価値観，親や学校から教わってきたこと，そのようなものに対して従っていれば安心と思っていて，自分が本当に思っていること，したいこと，あるがままの自分でいることへの恐れですね．主体的に生きる，自立するというのは素晴らしいことですが，それは同時に大変なことでもあります．この話はまたどこかのタイミングでしたいと思いますが，まずは，人はそのような恐れや，自分は言われたとおりの今のままでいいと思ったり，変わることに対する恐れがあるということだけ理解しておいてください．そしてそれ

を手放すことができると，このコミュニケーションの話にもつながりますが，周囲とも上辺ではない，本当の関係性を築きはじめることができるようになってきます．

：確かに何やら深い話になってきました．でも大事な話だと感じます．またぜひこの連載のなかで，もう少し掘り下げて教えてください．

：はい，そうしましょう．ではコミュニケーションに話を戻さないと，また終わらなくなるので……（笑）．「聴く」があったうえでの「伝える」の話です．前回に冒頭でお断りしていますが，このコミュニケーションの話は仕事の場に限定したことですよ．ちょっとまずは意見をください．前にウチの法人の医療スタッフと話していて，仕事を進めるうえで，うまく意思の疎通がいかなかった時に，自分は正しいと思っていても，もっと相手に合わせて受け入れるべきだったと言っている場面がありました．

：なるほど，とても優しい，良い気づきですね．

：そうですかね．私はそうは思わないんです．そのスタッフにそれは違うんじゃないかと言いました．これは経営者（リーダー）目線でもありますが．

：何が違うんですか？

：皆さんは仕事として職場にいるんですよね．プロフェッショナルとして，給料ももらって．だったら，仕事でベストを残さなければいけないと思うんです．

：確かにそのとおりですね．

：だったら妥協しちゃダメだと思うんです．本当に正しいと思うのだったら，しっかり相手に伝えるべきです．組織にとって一番良いのが何かを考えること，それが仕事場におけるコミュニケーションの最大の目的と必要な理由だからです！常に全体を考えなければならないんです．それが目の前の部分として良いと思っても，組織全体としてみたら本当に正しい選択なのかをです．それを部分最適ではなく，全体最適としてモノを考えると言います．リーダーの立場のような人には特に欠かせない考え方だと思います．

：うーん……，なんか良い話すぎて納得させられそうになりましたが，ちょっと疑問が残るので，頑張って反論しますね（笑）．それでは前回言っていた，「全身全霊で聴く」はどこへ行ったんでしょうか？

：うっ！今日のカトリーヌは鋭いですね……．素晴らしい質問だなぁ（苦笑）．そうですね，そのとおりです．世の中や物事にはいつも矛盾がついてまわります．だから素晴らしい！

：ごまかしましたね……．

：あはは，そうなんですよ．これは正解がある問いではありませんからね．でもね，私の意見はちゃんとありますよ．そうじゃなきゃこの連載をしている意味ないですもんね．これは本物の仲間，チームとしての話です．最高のチームを目指すかどうかなんです．本物の仲間って何ですかね．その組織が最高のものを目指すなら，言いたいことがあるのに，物事が穏やかに進むことだけを求めて何も言わず，違うと思っていることでも共有して進む必要がありますか？　もめない組織だけを目的にするならそうでしょう．でも最高のチームでありたいなら，言いたいことをちゃんと言い合い，そのうえで本当に理解し合い，最高のものを求めて歩み続けるべきだと私は思うんです．

🙍 ：最高のチーム，ですか．

🧑 ：そのためには，自分にとって正しい言葉を使って話すというのが必要なことだと思います．そのうえで，全身全霊で聴くんです．まずは聴く，そして正しい言葉で話す．それが本当の意味で最高のコミュニケーションと私は思っています．私のかかわった，サッカーのなでしこジャパンもそういうチームでした．いつも怒鳴り合うぐらいに言い合ったりしていました．でも，それは最高のチームを目指していたからです．普段は仲良くても，トレーニングの時は本当に本気でした．自分の要求を本気で伝えているんですね．そして相手も本気で自分の要求を述べている．その本気のやり取りが高いレベルの本物のチームを作っていくんです．だから世界一のチームになれたんです．相手を気遣って，仲良くやっていたら，なでしこジャパンは世界一になれたと思いますか？　まあまあのチームだったでしょう．だから，組織・チームとして考えたら，言いたいことをちゃんと言い合える職場，そういう場を創ることがまた大事になってくるんです．

🙍 ：先生すごい！確かに，矛盾の部分がちゃんとまとまった！

🧑 ：はい，でも洗脳されちゃダメですよ（笑）．常に問いはもったままでいてください．これが正解と決めつけると，そこで気づきや成長は止まってしまいます．一回素直に受け止めるという行為は成長には欠かせない大きな要素ですが，常に興味と好奇心を失わず問いを掘り下げていってほしいと思います．

🙍 ：はい，わかりました．でもコミュニケーションについて，見方や考え方が深くなりました．

🧑 ：それは嬉しいですね．でも，そもそも，コミュニケーションが得意ってなんですかね？

🙍 ：えっ，いまさら先生が問いですか！（笑）

🧑 ：はい……（笑）．だって自分のことを「コミュニケーションが得意です！」とか言う人，周りにいたりしますよね．

🙍 ：いますいます．

🧑 ：失礼なこと言いますけど，自分で言っちゃえる人，だいたい怪しくないですか……．

🙍 ：（笑）

🧑 ：学生でも社会人の面接でも，「私の強みはコミュニケーション能力の高さです！」って言い切る人，それ言っちゃう⁉みたいな……．

🙍 ：上司でも自信たっぷりの人，たまにいますよね．

🙍🧑 ：だいたい怪しい（笑）

🧑 ：今，カトリーヌと対話しながら，なんでだろうと思ったんですが，こういう人は，多分人をコントロールすること，言うことを聞かせることが，コミュニケーションだと思っているんじゃないですかね．

🙍 ：なるほど，この人は私の言うことに従ってくれた，この人に勝った！みたいな．

🧑 ：はい，まぁ支配したいという感覚のような．いや～正直，部下にしろ，友人にしろ，それは100万年前のコミュニケーションの成功法則ですね……．

🙍 ：先生，だんだん口が悪くなってきてますね……（笑）

🧑 ：すみません，カトリーヌと本音で対話していたらつい面白くなってきてしまって（笑）．でもそういうこ

とかなぁと思います．コミュニケーションの本質は，自分の意見を通すため，という手段ではなく，人を知り（聴く），自分を出す（正しい言葉で伝える）という，そのなかで関係性を構築し，その場，チームを創っていくってことかなと思います．その際に，あなたはどう行動しますか？　ということですね．

：そうかぁ，関係性を創っていくために，自分がどうあるかは自分で選択できるということですね．

：はい．最後に，私が学生にいつもしている話をしてもいいですか．新入生が入ってくると，私は1回目の講義でこう言っています──「皆さんは今まで，誰とでも仲良くしろと言われてきたと思いますが，私はそうは思いません．全員と無理に友達になんかならなくてもかまいません．この年になって，全員と仲が良いなんてありえないと思いませんか？　好きな人も嫌いな人もいて，相性もあって，それでこその大人でしょ．ただ皆さんは，今この同じ教室にいる仲間ではある．同じ目的を共有している仲間です．それは忘れないでください．だから，相手を尊重はしてください．リスペクトしてほしいんです．そうであれば，相手を思いやります．イジメとかも起こるはずがありません．ぜひ，表面上の仲良しではなく，真の意味でどんな相手でも認め，受け入れ，尊重できるような自分になってほしいと思います」

：こんな話を学生にするのは，社会に出たらそうだからです．コミュニケーションにおいても同様で，まずは自分がどうあるかなんです．相手ではありません．相手をしっかり受け入れる，聴く，そのうえで言いたいことをしっかりと伝える．それが自分自身にできることで，真のコミュニケーションであり，肯定的に生きるとは，そういうことではないかと思っています．ぜひチャレンジしてほしいです！

：はい！まずはやってみます！山藤先生ありがとうございました．

：この対話が少しでも人とかかわるうえで何かのヒントやきっかけになってくれたら幸いです．本日もありがとうございました．

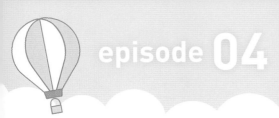

# episode 04

# 〈緊急特別テーマ〉COVID-19感染拡大状況下における，それでも肯定的な生き方

現在，新型コロナウイルス感染症（COVID-19）の感染拡大や医療崩壊が問題となっています．そこで今回は緊急企画として，このような状況下における山藤 賢 先生 のお考えや生き方のヒントなどをお聞きする対談を行っていただきました（この対談は2020年4月29日にオンライン上で行われたものです）． 　　　　　　　　　　　　　　　　　　　　　　　　　　　　　　　　　　　　　　　　　　　（編集部）

：本日は，新型コロナウイルス感染症（COVID-19）の感染拡大による緊急事態宣言の状況も鑑みて，カトリーヌ との対話もパソコン画面越しとなりました．カトリーヌ，元気にしていますか？

：はい，大変な状況ですが……元気に現場で頑張っています！

：それは何よりです．ウチの医療法人の現場スタッフも，身体も心も休めない日々が続いています．医療従事者は本当に大変な時ですが，頑張っていただきたいです．またCOVID-19の影響で亡くなった方，身内を含め苦しんでおられる方々にはお悔やみを申し上げるとともに，敬意を払いながら，そして言葉も選びながらにはなりますが，それでもあえて，この連載では，私達が前向きに生きる，ポジティブに生きるという話をしていきたいと思っています．

：よろしくお願いします．

：実は今回は当初，仕事のモチベーションがなかなか上がらないとか，どうしたら上がりますか？　という読者からの問いも多かったので，「モチベーション」というテーマでどうかと編集部からは頼まれていました．

：前回のコミュニケーションの話に引き続き，とても興味深いテーマではありますね．

：はい．ただ現在，社会の状況も医療現場も，COVID-19の影響で，モチベーションどころか，仕事そのものができない人，医療の最前線では医療崩壊ともいわれるなか，本当に頑張っておられる方，さまざまな方がいらっしゃるなかで，正直モチベーションということに言及した対話はあまりタイミングではないと感じています．

：おっしゃるとおりです．

：この連載を今年の4月から開始し，今このような医療現場の状況のなかで，大変な思いで医療関係の仕事に従事している方がおもな読者であるこの雑誌で連載していることにも，深い意味やタイミング，縁を感じています．なので今回は，今私が思っていること，伝えたいこと，そんなことを浮かんできたままにお伝えする回にしたいと思いました．モチベーションの話はまた後日にしましょう．そのうえで今回は，現場の話も遠慮なく聞いてみたいと思ったので，ちょっと対話相手も変えて，医療現場で新人として活

躍している私の教え子（昭和医療技術専門学校卒業）タカコ（仮名）と対話してみようと思っています.

：はい，私は寂しいですが（笑），先生と若い教え子さんとの対話も面白そうなので，ぜひ横で聞かせてください.

：ありがとう！ところで，この7月号の雑誌が実際に発刊されている時には，大きくなのか少しなのかはわかりませんが，いずれにしろ社会の状況は多少変わっていることと思いますので，もしかしたら，読者にとっては少しズレた話になっているかもしれません．すべての人の共感を得るような話も難しいかと思います．それでも，メッセージのなかにはCOVID-19の話にかかわらず，社会において不変な内容もあると思いますので，読者の方も気づきを大切にしていただき，本日もていねいな時間を過ごせたらと思います．よろしくお願いします.

：よろしくお願いします.

：では，早速タカコに登場してもらいましょう.

：こんにちは，先生，ご無沙汰です．といっても先月，zoomでの勉強会で会いましたね！

：はい，そうでした（笑）．私は若手の卒業生を集めたりして卒後勉強会なども主催しているんです．先月はこのような状況下なのでzoomで開催しました．タカコ，まずは自己紹介を簡単にぜひ.

：はい．昭和医療技術専門学校を卒業し，4月から社会人2年目になったタカコです．現在，都内の総合病院に勤務しています.

：タカコの職場は今はどうですか？

：どの病院も一概にいえることではないので，あくまでも私の病院ということでの話になりますが，もちろん大変な状況ではあるのですが，皆さんが外出自粛をしてくださっているおかげで，実は病院全体をみると，いつもよりは慌ただしくない印象です．入院患者さんも検体数も減っていますので.

：なるほど，そうなんですね．では，今大変なのはどんな部分ですか？

：はい，そんな状況で，やはり大変に感じているのはCOVID-19の対応ですね．何の準備もされていなかったのに，あまりにも唐突に始まったという感があります．受け入れと検査の体制が整っていないのに，どんどん対象者ばかりが増えていく現状です.

：そうですか．今感じている不安みたいなものを正直なところで教えてもらってもいいですか？

：今お話ししたとおりで，医療従事者のほうも万全の体制ではないなかでやり続けていかなければならない不安感みたいなものはありますし，マスクも同じ物を連日使用したり，防護服などの体制も整っていません．後は，今以上に患者さんや検体が増えた場合，整っていない体制のなかでは医療崩壊が実際に起こるのではという不安もあります．検査するキットが十分にあるわけではありませんし，検査技師なら誰でもPCR検査ができるわけではありませんので，人員の確保も難しいのが現状かと思います.

：切実な現場の状況をありがとうございます．実は私が今回，まだ若いタカコと話したいなと思ったのは，この連載はもちろん読者万人向けなのですが，もともとの連載主旨が，第1回にも書いてありますが，若い医療人や学生向けというコンセプトなんです．なので，学校での講義の時間みたいに，少し本音で話せる相手を選びました．私の講義を思い出してもらい（笑），少し本音で聞いたり，話したりしてみて

もいいですか？

いつもの学校の調子だと先生は世間の方々に怒られそうですが（笑），お付き合いします．

ありがとう（笑）．まず，現場はそのような医療崩壊とも向き合っているじゃないですか．患者さん，検体を増やさないことが今は一番です．だから自粛を呼びかけている．それにもかかわらず，この自粛のなか平気でパチンコに出かけたり，ゴルフに出かけたりしている大人をどう思いますか？

答えにくいです！（笑）

ですよね！（笑）　では代わりに答えます．ここからはすべて私の私的な意見ですが，私は今の状況，これからどうなるかわかりませんが，COVID-19 とは，しばらくは形を変えながらお付き合いして人類は生きていくしかないのではないかと思っています．その時に一番大事に思っているのは，未来をどう生きるかであり，それを担う今の若者が大事だと思っています．なので，そのような身勝手な大人に未来を左右されたくないなぁと思っているのが本音です．

先生，相変わらずですね……（笑），でもなんか嬉しいです．もちろん経済的，経営的な事情でというのもわかりますが，私達が一生懸命頑張っているのに，そういうのは何か違うなと正直思います……．

さすが私の教え子です（笑）

先生，では聞いちゃいますが，そういう人達はなぜそういう行動をとるのでしょうか．

いいですね，学生時代と変わらず真っすぐで素敵な質問です．タカコは学校にいた時に，私がいつも話していた教育における根本的な目的を覚えていますか？

はい，最終的には自立した大人になること．自分の足で，自分の責任でしっかりと大地を踏みしめて立って生きていけるような力をつけること．そのために自分を律することができる自律が大事であること．それを入学時から一貫して先生から教わっていたと思います．

よく覚えていますね．そのとおりです．では医療人にとって一番大事な幸せとは？　って話は覚えていますか？

よく覚えていますよ！他の人の幸せが自分にとっての本当の幸せと思えるようになる，という話でしたよね．先生は，奉仕という言葉，ただ人に尽くすのが医療人の役割というのは，あまり好きじゃないと言っていました．その行為が自分にとっての喜びや幸せと思えるようになるのが，自分が幸せになるために医療人として大事なことだと．

そのとおりです！それは利他という他人を思いやる話が，結局は実は自分の価値，幸せなんだという話です．なので先ほどの自分勝手な大人の話は……すべてその逆なだけです．何が正しいのかを大人という基準で理解できていないからだと思います．自立できていない，ただ年を重ねただけの大人ですね．自分を律することがまったくできていないじゃないですか．自律も自立もできていません．そして，利他ということもわかっていません．たとえば，自分はかからないから大丈夫だよ，と家を出てゴルフに行く人がいるとしますよね．でも今の自粛の理由は，自分の感染よりも，人に移さないこと，医療崩壊をさせないことです．この人がたとえばそこで感染し，無症状で自覚なく家族に移したらどうなるかと，家族を本当に大事に思うなら，他人を大事に思うなら，社会のこと，医療現場のことをまともに考えた

ら，ゴルフに行けるはずは本来なくないですか？

：本当にそのとおりだと思います．

：要するに，自分のことしか考えてないんですよね．利他ではなく，利己しかない大人の我慢できない行動が，残念ながらそのような人達だと思っています．タカコは今，一番我慢しているのは誰だと思いますか？

：私達医療人ももちろん必死に頑張っていますが……，学校にいけない学生とかはかわいそうだと思います．私は学校大好きでしたから．

：私もそう思っています．たとえば高校生が，インターハイが中止になったとか，行事もなくなったり，学校に行くことを今，制限されているんですね．学ぶことも友人と会うこともできない．なのに，大人達が勝手な行動をしています．先ほども言ったように，私は次の世代を担う若者達が大事だと思うし，その環境を整えるためにも一刻も早く，大人が理解と行動を示してほしいと本気で思っています．先日もテレビで高校生のお子さんをもつ母親が，子どもはインターハイが中止になって絶望で泣いている時に，平気で自分の欲求を満たすためだけに遊び歩いている大人が許せないと言っていましたよ．

：先生，イジワルな質問かもしれませんが，先生がもしこの国や東京都のトップだったらどうしていますか？

：そんな壮大なことは考えもしたことがありませんが（笑），タカコの質問なのであえて答えますね．本当に学生時代と同じように質問してきますね！（笑）　うーん，そうですね……，まずは毎日，自分の言葉で，直接国民に強く語りかけますね．自分の頭で考え，自分の責任で，言いたいことを伝えます．私は自粛もいったんもっと強くやるべきだったと思っていますし，今も強く発信すべきと思っています．医療を崩壊させないためにも，大事な人の命を守るためにもです．経済的な話も経営的な話ももちろんついてきますが，まずは，最後のよりどころとなるであろう医療の現場と，その最前線で頑張っている人達を守りたいですね．そして，それは未来を担う人が活躍できる社会を守るためというのが大義名分です．

：うん，真っすぐで先生らしいですね．

：ではタカコに質問ですが，今はこんな状況ですが，臨床検査技師という仕事は実際なってみてどうですか？

：うーん……，仕事に思うことは，とにかく感謝しかないですね．今いる病院がっていうのもあると思いますが，自分のスキルアップを全面サポートしてくれますし，学会発表なども若手にチャンスを与えてくれます．そういう成長できる環境に身をおけることに本当に感謝しています．そして，今メディアで報じられているCOVID-19の検査はすべて私達，臨床検査技師が行っているというのは誇らしいです．在宅ではできない仕事であること，最前線で戦えること，どれを取っても臨床検査技師であることが嬉しいです．まだ未熟な，PCR検査も手伝えるような人間ではありませんが，今この職場に身をおいていることが何よりも自分の大切な経験になると思っています．

：いやー，凄いね，タカコは！社会に出てからまたさらに成長しているね．今の話が，まさに人生を肯定的に生きているということだと思います．力強い若手検査技師が最前線で頑張っていることに私は感激

しましたし，これを読んでくださっている読者の方々も元気と勇気をもらえていると思いますよ．タカコの言葉は社会に影響を与えている，そういう社会人にタカコはなっているってことです．

🙂：いえいえ，私はそんな存在じゃないし，しょっちゅう凹んでいるし，先生の前ではよく泣いていますし……（笑）．

🙂：はい，知っています！（笑）　それでいいんだと思います．いつも強くいることが，強い人間ではないと思いますよ．弱さを知っていてはじめて，人の強さも弱さもわかり，人に寄り添うことができ，人の痛みがわかるんです．

🙂：ありがとうございます．

🙂：今は緊急事態宣言で学校には来れていない学生さん達ですが，これを読んでいる全国の臨床検査技師を目指す学生さん達に何かメッセージはありますか？

🙂：まだ社会人になりたての私が偉そうに言えることなんて何もないですが……．実習生を預かる立場になって，あらためて思うのは，学生時代に私達が先生から言われ続けてきた，挨拶，礼儀，掃除など，基本的なことが気持ちよくできている学生さんには，こちらからも教えてあげたいと思うし，それが良い相乗効果になって，その学生さんも伸びると思うんです．技術的なことも含めて，ただ与えられるという姿勢では，やはり医療人としてふさわしいとは思えません．そのような姿勢をみずからもち，使命とやりがいをもって医療の現場に来てもらいたいですし，今我慢が強いられているこのような経験をした学生さん達だからこそ，それを糧に頑張ってもらいたいです．あと，私は学校に通うのが大好きで，毎日行くのが本当に楽しみだったし，勉強も実習も，友人や，先生達との毎日のやり取り，たわいない会話，そんな日常がずっとこのまま続くといいなと思っていました．今，社会に出てからもその時の財産で生きているというところもあります．今の状況は学生さん達にとって大変とは思いますし，先生達も大変とは思いますが，私が学校で学んだことは，決してテレビなどの遠隔授業では得られない，時間と空間，触れ合いであったと思っています．早く環境が整ってほしいと思いますし，全国の先生達にも体に気をつけて頑張っていただきたいです．

🙂：タカコ，今日は忙しいなかありがとう．毎日を元気で頑張ってください．

🙂：私こそ貴重な機会をいただきありがとうございました．山藤先生が学校で掲げていていつも話してくださっていた「何事も一生懸命」で，私も目の前のこと，自分にできることを頑張っていきます．

＊＊＊

🙂：さて，カトリーヌ，いかがでしたか．

🙂：タカコさん，年下ですが，本当にしっかりしていましたね．そして明るく，元気でした．

🙂：そうでしたね．私も話を聞いて，大変勉強になりました．まさに人生を肯定的に生きていますよね．私もこんな卒業生に恵まれて，本当に誇らしいです．タカコの話を聞いて，最後に，このような状況ではありますが，自分の心は自分で決められるという話で今日は終わりたいと思います．

🙂：心の決め方ですか？　難しそうですね．お願いします．

🙂：実は，学校が休校になる前の最後のホームルームで，私は学生にこんな話をしました——「確かに今はこ

んな状況で，世間も，テレビのニュースも暗い話題ばかりです．皆さんも自粛ということで家でおとなしく過ごしていなければならず，暗くなりますよね．でも，状況は自分で変えることはできず，環境も変えられないので，暗いのはしょうがないと思っていませんか？　だからといって自分が暗くある必要がありますか？　そんな状況でも，自分は明るく，元気でいることはできるはずです．この機会に家で勉強する時間ができたり，読書をすることができたり，普段は忙しくてなかなか話せなかった友人と連絡をとれる時間ができたかもしれませんね．どんな状況でも，自分がどうあるかは，自分の心は，自分で決めることができます．そこで何を選択するのか，自分がどういう人間でいたいのか，どう行動するのか．すべては自分の心の決め方次第なんです．自分の心は誰かにゆだねるものではありません．自分だけの，自分で決められる領域なんです．周りがこんな状況だからこそ，それでも明るく，元気に生きませんか」と．そして，同じ話をウチの医療法人では，医療現場のスタッフ，学校の教職員にもしました．

：確かにそうですね．私達も大変な時だからこそ，自分がどう生きるか，自分で決めて明るく前向きにいきたいですね！タカコさんもそうでしたが，それが肯定的に生きるってことだと思いました．そうそう，先生は，よく考えたらいつも前向きでポジティブですね．失礼ですが，楽天家なんですか？（笑）

：はい，そうなんです……（笑）．だって，今こうしてこんな話をできている，元気でいられるだけでも感謝じゃないですか．私はいつもそう思っています．ウイルスのことや社会の構造はこれから変わるかもしれませんが，パンデミックはいつか終息していきます．今目の前にあること，やれるべきことに全力で向き合うこと，いつでもそれしかないと思っています．タカコも言っていましたが，私の口癖は「何事も一生懸命」です．私達もどんな時も前を向いて進んでいきましょうよ．今日もありがとうございました．

：はい，今日の時間で，なんか元気が出てきました．人と話す，人の話を聴くってやっぱりいいですね．ありがとうございました．

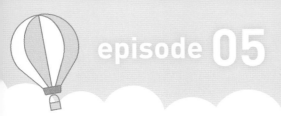

# 変化すること・変化しないこと

新型コロナウイルス感染症（COVID-19）の影響が続くなか，この連載はどうあるべきか，山藤 賢（さんどうまさる）先生 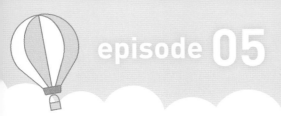 からもご提案いただき，前回に引き続き今回も COVID-19 に関連するテーマをお届けすることとなりました．読者から以下のような質問が届きましたので，取り上げたいと思います（この対談は 2020 年 5 月 23 日にオンライン上で行われたものです）． （編集部）

「連載とても楽しく拝見しています．新型コロナウイルスの影響下で，人との距離について考えることが多くなった気がします．そんななか，これまで経験をしたことがない環境下で生きていくうえでのさまざまな『変化してはいけないこと』や『変化していかないといけないこと』などについて，山藤先生はどうお考えでしょうか」

: カトリーヌ ，こんにちは．さて，COVID-19 の影響で大変な世の中になりましたね．

: 先生はなんだか楽しそうですね．

: いやいや，楽しいわけではないですし，辛い思いをされた方もいますので，不謹慎な言い方をするつもりはありませんが，ただ，楽しみにはしています．

: この状況で何をですか？

: この状況だからこそです．過去に経験したことのない状況を今，私達は生きているじゃないですか．これからの未来は，今まで私達が想定したものと違う未来が描かれるわけですから，その時代を生き抜いていくことに楽しさと興味を覚えています．

: へー，そういうもんですかね．普通の人が言うとやせ我慢かと思っちゃいますが，先生を見ていると，本当にそう思っているんだろうなぁという気になります（笑）

: 画面越しですが，カトリーヌも良いエネルギーが出てますね！今日も楽しくやっていきましょう．

: はい，元気です！元気じゃないと何もできないですから．今日もよろしくお願いします．読者の方からの感想や質問もたくさん届いているみたいですね．

: このような状況下でも，おかげさまでたくさんの方々に応援してもらっていて嬉しいです．皆さん感謝です，ありがとうございます．感想にも COVID-19 に絡めたものがたくさんきていましたが，編集部が取り上げた今回のテーマも深い質問がきましたね．カトリーヌは，今回のような状況で何か変化したことはありますか？

: うーん，仕事以外で外に出ないようにしていたので，自宅で飲み食いしていたら体重が増えました（笑）

: （笑）．いきなり面白いこと言いますね！私もです（笑）．これは，今までの日常とは違う生活を今回してきたからですよね．他に，何か気づいたことはありますか？

: リモートでのコミュニケーションは，今までやったことがなかったのですが，人と会わずして，でも相手の顔を見ながら時間を共有するなんて随分変わったことだし，社会も変化したなぁと思います．

- : そのとおりですね，リモート飲みも楽しいですよね！

- : 先生はどうですか，何か変わりましたか？

- : そうですね，まずは，東京オリンピックが延期になりました．私は新国立競技場をはじめ東京のサッカー競技のメディカルマネジメントの責任者でしたので，自分も含め，医療スタッフの手配や準備に入っていましたから，それはこの夏ある予定だった大きな出来事の一つでしたね．ではカトリーヌ，変わらないことはなんでしたか？

- : 考えてみると……，かっこいいこと言いますが，私という人間の中身は，あまり何も変わっていないかなぁなんて思います．

- : いいですねー！カトリーヌ！この質問に対する私が答えたいこと，もう言ってますよ！

- : えーっ??

- : 私が言いたいのは，今回，私達の住むこの世界，周囲の環境は大きく変わりましたよね．

- : はい．

- : でも自分は自分のままだと感じたんですよね．

- : はい……．

- : 外部の環境は変わるけど，自分自身のあり方は変わらないし，変えようとすれば自分で決められます．でも，外部の環境は自分では変えられないですよね．COVID-19 消えてくれ！と言っても変わるものではありません．

- : 確かに．前回の最後にも，自分の心は自分で決められると言っていました．そういうことですね．

- : はい．普通，我々は日常が変わらないことを前提に生きていますよね．そしてそれが安心だと思っている．だから，このような事態が起きると，本当は変わらないはずの自分自身でさえ，その影響で変わったように感じ，日常を返せ！と叫びだす……．平時と有事を分けているのは本来自分なんです．今が普通とか，今が普通じゃないとかね．本当は自分は変わっていないのに，です．社会的な価値観もこれから変わるはずです．

- : 社会的な価値観ですか？

- : はい，そうです．私もよく人と話していて，いつになったら元に戻りますかねー？　とか聞かれますが，「元に戻る」ってなんだろうとか思っちゃいます．そもそも，元に戻りたいんですか？　と．

- : えっ，先生は元に戻らなくていいと思っているんですか？

- : いえいえ，そういうことではないんですが，でもコロナ騒動が起こらなかった今と，起こった今とでは，すでに未来は変わっているわけだから，「戻る」って変ですよね？

- : 確かにそうですが……．でも歴史あるものとか伝統とかが消えちゃうのは悲しいですよね．

- : そのとおり，素晴らしいことを言ってくれています．なので，これからの社会をどう創っていくかが問われます．これは正直，今までこれが正しいと自分が思い込んで生きてきた大人には難しい作業になると思います．今から未来を創っていく若者に大きな気づきとチャンスがあるんです．そんな未来を私は楽しみにしているんです．

🧑‍🦰：なんかわかります．私も若いと自認していますので（笑），ワクワクしてきました．でも先生，変な問いになりますが，それでは完成されちゃったと自分で思っている大人はどうしたらいいんですか？

🧑‍⚕️：はい，大事なテーマです．もちろん，そこに気づいて自分と向き合い，本当の自分とは何者なのか，自分はなんのために生きているのか，なんで臨床検査技師なのか，これからどう生きていくのか……，たとえばそういうことをこれからは仕事の価値としても考え，見出していく必要があると私は考えています．でも，これを読んでいても，そんなことどうでもいいじゃないか，そう思う人がたくさんいると思うんです．けれど，これはとても大事なことだと私の価値観では思っています．役職とか年収とか，そんなことではなく，どこかで自分のために向き合う必要性のあるテーマかと思います．でも実は，そういう話が COVID-19 に関係なく，この連載で最終的に対話したかった話なのですが，この騒動のせいでこんなに早く話しちゃった（笑）．だから今回，もう最終回でもいいですかね……．

🧑‍🦰：いきなり，最終回宣言！（笑）

🧑‍⚕️：はい，本気ですよ（笑）．だって 6 月号で話していた，「恐れ」の話もこれにつながります．

🧑‍🦰：連載のなかでいつか話しましょうと言っていた，今まで生きてきたなかで教育されてきたことや，自分で作ってきた価値観から外れること，本当の自分であることを恐れるという話ですね．

🧑‍⚕️：最終回のつもりで（笑）話しましょう．そうです，本当は自分はこうしたい，自分はこういう人間だ，こんな自分を出しちゃダメなのか……．誤解のないように言っておきますが，社会にはルールがあります．医療の世界でもです．もちろん守るべきルールもある，やるべきこともある，逸脱してはならないものもある，そのうえでの話です．

🧑‍🦰：ちゃんと社会ルールやあり方を守ったうえでの自分らしさということですね．

🧑‍⚕️：そういう感じです．でも日本では，「出る杭は打たれる」という言葉もあるように，幼少期より出ることを恐れ，みんなに合わせ生きていくことを良いことだと思う文化があります．それが悪いとは言いません．実は物事には，良いも悪いもないというのが私の信条です．でも，幼少期からのその思い込み，それを手放すことは私達人間にとって恐ろしいことなんです．私だってそうですよ．この連載，本当はやりたくないですもん（笑）．なんか言われたりすると嫌じゃないですか．それなら何もしないほうがいいですよね．でも，その一歩を自分の価値で踏み出す．やってみる．本当の自分に従うというのは，目には見えないけれどベールの向こう側に踏み出す勇気なんですよ．

🧑‍🦰：そうすると，何が変わるんですか？

🧑‍⚕️：踏み出すと，いつもと同じ光景が違う光景に見えます．だって物の見方が変わるんですから．物事の決め方も自分の価値も変わりますよね．人の見方も変わるかもしれません．冒頭の質問にあった，変わる，変わらないで言えば，向こうが変わらずとも，こっちが変わったので，向こうも変わって見えます．

🧑‍🦰：なるほど！確かに最初に言っていたように，環境に関係なく，自分が変わると，もしかしたら環境も変わってくるのかもしれないと思いました．

🧑‍⚕️：素晴らしい気づきですね．さすが若い！（笑）私も勉強になりました．AI とかもそうですよ．これからは AI に仕事を取られてしまうとかよく言いますよね．確かにそういう部分もありますが，逆に AI でで

きることは AI に任せ，私達はそれではできない大事な価値あることに時間を使うことができるようになると考えることもできます．

👩：今回も，リモートで仕事は十分できるじゃん，ということに気づいた会社もありますよね．

👨：そのとおりです．医療の仕事はリモートではできないことも多く，価値ある仕事の一つだと思います．そして，リモートの価値が高まり，それで大丈夫なことが多いということに多くの人々も気づきました．移動の必要もありません．でも，だからこそ逆に価値が高まったことがあります．

👩：それは何ですか？

👨：はい，人と実際に会うということの価値です．ただ会うということがこれほどハードルの高かった時代はなかったですよね．これからは誰と会うのか，どこで会うのか，なんのために会うのか，そのようなことを真剣に考える社会になっていくかもしれません．誰と食事に行こうかな，そのためにはどのお店がいいのかな，たくさん会って話したいことがあるな……楽しみですよね．

👩：リモートでの会話とは何が違うと先生は思いますか？

👨：はい，リモートも便利ですし，それで足りることはそれでいいと思います．それは，好きとか嫌いとかではないんでしょう．ただバーバル（言葉）としては伝わっても，ノンバーバルという意味では，画面越しでは伝わらないですよね．その人の匂いとか，熱とかもですが，雰囲気，エネルギー，あり方とか，感じ方とかもね．私個人の言い回しでは，「空間の共有」と言っています．画面越しでは，その空間は共有できませんよね．私は，空間には記憶があると思うんです．そこで積み上げた時間は，そこに空間の記憶として残ると．だから職場や学校とかも，そこに練れたものがあり，積み上げたものがあり，そこに人が集うという意味があると思うんです．「同じ釜の飯を食う」というのも同じ意味合いだと思います．

👩：はい，やっぱり，人と直接会うって，話すって，良いですよね．この期間で私もその価値を感じました．先生，他に変わるもの，変わらないもの，先生が気になっていることとかはありますか．

👨：これは今回のことに限らずですが……，毎年，私の「生命の倫理」という講義で一年生に話している内容があります．ある神学者が伝えたと言われている「祈り」なのですが，「神よ，わたくしに変えられないことはそのまま受け入れる平静さと，変えられることはすぐにそれを行う勇気と，そして，それらを見分けるための知恵を，どうぞわたくしにお与えください」というものです．私達は自分ではどうしようもないものにも苛立つことがあります．一方で変えることができることにもかかわらず，あきらめたりそのままにしたりして何かのせいにすることがあります．自分に変えられないことはただ受け入れること，変えられることは勇気をもって踏み出すこと，そこに自分の経験，感性，考えを総動員して，知恵をもって判断すること，そのような大切なことをこの祈りは伝えていると思います．なんでもかんでも神様なんとかしてよ，ではないんですよね．それが，いつも言っているような主体的に生きること，肯定的な生き方だと思います．

👩：確かにそうですよね……．私達は何かあるとすぐ感情的になってしまいます．自分がそれをどう受け止め，どう考え，どのように行動していくかによって自分の未来も変わっていくし，大事なことだと響きました．先生，何か他には，今だからこそ先生が注意していたり，注目していたり，何かアドバイスで

きることはないですか？

:そうですね……，皆さん，目に見えていること，ニュースで聞くこと，その情報を得ることも大事ですが，それを自分で咀嚼し，解釈し，自分の頭で考えて，発信することが大事だと思っています．変化で言えば，世界は大きくゲームチェンジしていると思うんです．社会のあり方，価値，ルールすら変わっている大きな変化です．今までのあり方では通用しません．

:見方を変えるんですね．

:たとえば，主人公を変えてみましょう．私達が主人公ではなく，地球を主人公で考えたらどうでしょう．世界的な外出制限で，空気はキレイになったと言われていますよね．中国やインドなどでも，遠くヒマラヤの山々まで見えるようになったとか，世界中で海もキレイになってクジラやイルカが近海で見れたりするとか．思うんですが，これって地球は喜んでないですか？　元に戻ってほしいと大地は思っていますかね？　私達はCOVID-19で大変だと思っていますが，地球の立場だと，もしかすると肯定的な環境ですよね．では私達人類はどうですか？　本当は今までもそういう地球の恩恵で生きてきたのに，それを汚し，ぞんざいに扱ってきていて，それに気づいていなかったのかもしれません．今回，そのようなことに人類が気づく良いきっかけになったかもしれませんね．東京を散歩したら，車も少なく，人がいなくて私はとても気持ち良かったです．人の流れもこれぐらいでよくないですか？　そんなことを考える自粛期間の私でした……．皆さんはどう思いますか？　ということで，相変わらず問いっぱなしで正解もなく，モヤモヤ終わるということで……（^^）．でも最終回らしい，良い話だったでしょ？（笑）

:良い話ではありましたけど，最終回じゃないですから！

:では，読者の質問や感想を見ながら，来月からやっていくか考えてみます！

:一年はやると決めたんですから，やりなさい‼これだから大人は……．

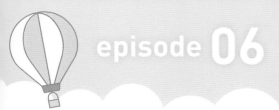

# episode 06

# 縁と運

「連載を楽しく拝読しています．思ったのですが，うまく物事がいっている人って，仕事や人が寄ってくるというか，集まってくるみたいな不思議なオーラを放っている気がするのですが，そういう雰囲気はどこから来ているものなのでしょうか．また臨床検査技師として働いていると狭い世界だと感じ，やはり外の人脈づくりなどが大切だと思っています．山藤先生はさまざまな方々との人脈がありそうなので，その秘訣をお聞きしたいです」

読者の皆様，いつも多くのご感想・ご質問をお寄せいただきありがとうございます．今回はそのなかから上記の質問を取り上げ，山藤 賢 先生 とカトリーヌ に対談していただきました（この対談は 6 月 24 日に行われたものです）．それでは早速どうぞ！　　　　　　　　（編集部）

：先生こんにちは，やっとお会いできましたね！距離もおき，マスク越しではありますが，今日はよろしくお願いします．

：カトリーヌ，久々です．ようやく会えてとても嬉しいです！今日もよろしくお願いします．

：先生，前回の最後に最終回だと騒いでいましたが……（笑）

：いやー，読者からもていねいに感想やご質問などもその後たくさんいただき，まだ先の見えないCOVID-19 の動向も感じながら，またカトリーヌや皆さんとこうして対話をさせてもらえて光栄です．

：ごまかした……（笑）

：さっ，始めましょ！（笑）　ここ 2 カ月は COVID-19 に関する話題を取り上げてきましたが，せっかくなので今日は少しテーマを変えて対話しましょう．読者からの質問がたくさんきています．皆さんありがとうございます．そのなかで，編集部が選んだ質問を取り上げて今日は話しましょう．

：この質問，私もなんかそう思います．やっぱり，外にいろいろと開いていたり，すごい人達と会っていたりすると，そういうオーラとかが身につくんですかね．ちなみに，先生の人脈づくりのコツはなんですか？

：なるほど，そう思いますか．実は正直言うと，私は人脈づくりとかは意識したことがないですね……．異業種交流会とか名刺交換会とか，そういう集まりにもあえては行きません．

：えぇー，でも，先生は有名人ともお知り合いじゃないですか．澤穂希選手とか佐々木則夫監督とか，歌舞伎の松本幸四郎さんとかとも仲良いんでしょ……．

：それは出会いがあって，お付き合いがあるだけなので，人脈づくりとかではなく……「縁」ですね．

：「縁」ですか．

：はい，出会いと機会を大切にしているだけじゃないですかね．

：でも先生，ズバリ言いますけど，そうだとすると先生は運が良いだけってことじゃないですか．努力とかで築いたものでも，自分から会いに行ったものでもないんですよね．

：厳しい！（笑）でもいいですね，運が良いって言葉も！私は確かに自分は運が良いと思って生きていますよ．カトリーヌは運が良くないですか？

：えっ，そう言われると，それはわからないけど……．じゃあ，どうしたら運が良くなるんですか？

：あはは！話が面白い方向にそれていきますね．でも楽しいです．答えますね．今，縁の話をしましたよね．縁というのは，たとえば突然現れた出会いです．

：そっか，計画的ではなく，突然なんですね！（笑）

：まあ，計画的でもいいのですが，突然のほうが，なんかそれっぽい……（笑）

：先生，マジメにやってください！

：僕はいつでもマジメにやっていますよぉ～（笑）いいですか，突然起きたその出会いをあなたがどうするか，というのがポイントです．

：どういうことですか？

：先ほど，カトリーヌは私に何の努力もしていないと言いましたね（笑）はい，出会うまでは何もしていないですね．でも出会った瞬間からはどうですか？そのまま，その瞬間で通り過ぎるのと，その出会いを大切な関係として，自分の時間も割いてその後，ていねいにお付き合いを築いていくのとでは．

：確かに，そこには努力があると思います．

：そういうことですよ．その出会いという縁に，真剣に向き合うかどうかですね．先ほど，澤選手や佐々木監督の話を出してくれましたが，私が彼女らと出会ったのは，サッカーのなでしこジャパンのチームドクターをしていた時です．そこでの私の仕事がいい加減だったり，その後の人間関係においていい加減であったら，今も良いお付き合いをしていると思いますか？

：それは思いませんね……．

：そうですよね．それでは，私は人脈をつくりにそこへ行っていますか？

：いえ，そうではないです．

：はい．なでしこのチームドクターでたまたまお二人に出会ったのは何かの縁かと思います．それまでは会ったこともすれ違ったこともありません．先ほど出てきた松本幸四郎くんも，小学校から高校まで，たまたま同級生だっただけです．でもいずれの場合も，その後，その縁に真剣に私は向き合ったんだと思います．その結果，今の関係があるんですよね．もしその関係が良いものでなかったら，人はその出会いを運が悪かったと言うかもしれません．その縁を良いものにしたら，人はその出会いを運が良かったと言うかもしれません．今，もしカトリーヌが私を運が良い人だと思ってくれたのでしたら，その縁を私が大事にしたのかもしれませんね．運という話で言えば，運が良いってそういうことかなぁなんて思います．

：そっかー……，最初からいいことがあるとか，自分のためになるだろうとか計算して人脈をつくるって，確かに，なんか逆の立場からしたらそういう人に近づかれているって違和感があるかもしれないですね．

それで，自分には良い出会いがないとか言って……．なんかありがちな話な気がしてきました．

：あはは，そうですか！今日のカトリーヌはなかなか鋭いですね．でもこの話も「自分は誰に対してもそうしているか」という自分に対する問いであるとも思いますよ．どんな出会いでも，自分に対して大切な縁と思って大事にするか，自分に都合の良い時だけ大事な相手と思うか……．そんな小さなことがその人に良き運をもたらすのかもしれませんよ．

：確かにそうですね．そこに計算があるのではなく，どんな時でも，どんな相手でも，その縁を大事にするっていうのは，「人脈をつくるため」という目的とは対極にある気がしました．

：素晴らしい気づきですね，カトリーヌ！冒頭の質問にもあった，オーラというのは，その人が醸し出す，誰に対しても誠実である姿勢から来るものかもしれませんね．そうそう，そういえば先日，私の知り合いで仏教説法家の千田利幸さんという方がいるのですが，「犬も歩けば棒にあたる」ということわざの話をしていたのを今ふと思い出しました．

：超有名なことわざですね！

：はい，有名ないろはカルタの最初の「い」です！でも意味を知っていますか？　読者の方も今，そう問われて，「あっ，そういえばどういう意味？」とか思っているかもしれません．

：確かに，考えてみると変な言葉ですね．棒に当たるって！（笑）

：ですよね．その時の話では，動くと何か良いことに出会うという意味の話でした．動かなければ（歩かなければ）何も起きないという，今話していた縁の話と同じですよね．でも私が辞書で引いたら（その話の後，気になって辞書でさらに追究するところが私の良いところなんですよ……（笑）），もう一つ意味があって，「犬もでしゃばると棒でぶたれる」とありました．2通り書いてあったんですね．

：なるほど！確かに私もそっちの悪い印象でした！

：でも，これにも私は思うところがありまして……．その仏教のお勉強会では，この話とは別にある時，こんな言葉に出会ったんです．何か怒りが生じたり，自分を誇ったり，他者を非難したりしたくなった時，「何も行為せず，口を開かず，木のごとくあれ」という言葉でした．

：木のごとく，ですか！

：はい，執着から外れるということと思いますが，コロナ騒動の最中，もっとも衝撃を受けた言葉の一つとして，心にズンと残っています．

：なるほど……，「動かない」という教えなんですね．積極的とはまた逆なんでしょうか？

：いや，解釈の一つと考えてくれればいいかと思います．コロナ騒動のなかでもそうですが，動く必要のないことで動いたり，そういう人も多い気がします．メディアとかもそうだし，それに影響を受ける人達もいます．私も，ああだこうだと言っているバタバタしている自分もそこにいたなぁとか思うこともあります．この「木のごとくある」というのが，いかなる時にも，自分がどうあるかという本質的な問いのようにも思え，反省した部分もあり，皆さんにも紹介したいと思いました．誤解のないように，今日の冒頭の質問から対話に至るまで，人脈をつくりに積極的に動くというのが悪いと言っているわけではありません．それはそれで自分から動くという素晴らしいことだと思います．ただ，目的が人脈をつ

くるということだと，その先がありません．何のために人脈が必要なのか，それ以前に自分自身はどう人に映っているどういう人間なのか……．有名な人と会うことで自分の価値が上がるわけではありません．どんな人とでも，自分らしく誠意をもって接していれば，いつか良いことになって返ってくると私は思っています．

🧑 ：先生，質問ですが，でもそのことによってその目の前の人が何も返してくれなかったり，逆に傷つけられたりすることってないですか？

🧑 ：うん，そうですね，ありますね．でも私はこう思っています．その目の前の人からだけではなく，他の人や，他のところで，その縁は良いこととして返ってきているかもしれないな，とね．そのおかげで，今カトリーヌは元気に毎日を過ごせているのかもしれませんよ．その善の行為がなかったら……交通事故に遭っていたり，病気になっていたりしたのかもしれません．それはわからないことではあります．でも損得の話ではないと思っています．きっとそういう人には，宇宙の誰かがどこかで良いことを返してくれている気がしませんか（^^）

🧑 ：そっか！確かにそうですね．考え方を変えると，感謝って日常にもあるんですね．そういう毎日だと確かに肯定的な生き方だと思えました．

🧑 ：ですね！世界中も日本もまだ COVID-19 が落ち着いたわけではありません．でも，毎日のこの今，この瞬間をただ一生懸命生きるっていう，そんなことが大事かなぁなんて思ったいつものようなまとめで終わりにしましょう（笑）　今日も楽しい時間をありがとうございました．

🧑 ：はい，今日もなんだか体の芯にグッと話を感じました．先生，また来月！ありがとうございました．

# episode 07

# 個人と組織のあり方

本連載第4回（2020年7月号）をご覧になった読者の方から，下記のようなご感想・ご質問をお寄せいただきました．今回はこちらの声をもとに，山藤 賢 先生（さんどうまさる）とカトリーヌ に対談いただきます．（編集部）

「いつも先生とカトリーヌのやり取りを楽しみにしています．第4回を読んで，先生やタカコさんの前向きさに自然と涙が出てきました．私も前向きに，何事にも一生懸命に取り組んでいきたいとあらためて思いました．その一方，私の働いている組織にはネガティブ思考な人もいて，それに感化される人もいます．やる気の感じられないスタッフなどもいます．ネガティブ思考の人とどう向き合っていけばいいのか教えていただきたいです」

：カトリーヌ，こんにちは！都内ではまたCOVID-19の感染者数が増えてきましたね（7月22日に本対談を行っています）．ただこのような状況下ですが，読者からさまざまな内容の質問が届いています．

：山藤先生，こんにちは．そうですね，医療と経済と，その狭間で誰もが悩んだり困ったりしています．あっ，先生は困っていないんでしたね（笑）

：はい．私は常々，環境というのは，そういうものとして受け入れるしかないと思っています．そのうえで，思い込みや恐れを外し，今自分に何ができるのか，何をすべきなのかを考え，ベストを尽くすことが大事だと思っています．

：私も，これまでの対談でそう思うようになってきました．自分のできることを頑張ります！でも，医療現場が逼迫するのは本当に困ります．そのあたりは政治に期待したいところですが……．ところで，今回の読者の質問は正直なところをズバッときましたね．編集部もまた難しいテーマを取り上げてきましたね（笑）

：あはは（笑）確かにそうですね．でも，いつも言っていますが，教えてくださいと言われても，私ごときが何かの正解を教えることはできません．私の考えは述べますが，後は自分の頭でしっかりと考えていただきたい，その参考にしてくださいね，というだけです．

：はい！お願いします．編集部に届いている他の質問のなかには，やる気がなくて，部下の発言ややる気をそぐような上司をどうしたらいいか，というような悩みもあるみたいですね．

：はい，本当にひどい上司ですね〜……（笑）

：また今回のこの質問なんかだと，上司だけではなく，同僚や部下に対してという感じにも聞こえます．

：そうですね．せっかくなので，今回は働くということ，そしてマネジメントについて，個人のあり方と，組織のあり方・創り方，リーダーシップなどについてのお話にしましょうか．若い人にとっても，これ

からのリーダーシップを考えることはとても大事です．誰しもがいつかは上司になるのですから．

👩：面白そうですね．

🧑：はい，案外，私の得意な分野なんですよ．なでしこジャパンについていた時は間近で世界一のマネジメントを体験してきましたからね．最近も英会話のイーオンの，全国各施設のマネージャーを集めての研修で，講演を頼まれてやってたんですよ．

👩：自慢しましたね（笑）　自分でハードル上げて，覚悟しといてくださいね．

🧑：あっ，はい……．

👩：ではまず（笑），何からいきましょうか．

🧑：そうですね．まずは，組織における自分の働き方から考えて，その後，部下や組織におけるリーダーシップについて考えるというステップでいきましょう．カトリーヌ，組織で働くうえで，個人として一番大切なことは何だと思いますか．

👩：私だと……，プロフェッショナルである自覚とか，まずは個人が責任をもってやるということが大切だと思います．後は，周囲との協調性！

🧑：カトリーヌぅ～，思いっきりど真ん中から，正解みたいなことを言うのやめてくださいよ～（笑）　素晴らしいですね！

👩：はい，なんか自分で言っていてカッコよく思いました！（笑）

🧑：読者も，おぉー！と，頷きながら読んだことでしょう．それはそれで本当に大切なことですが，プラスアルファー，今日は少し視点を変えて話したいと思います．

👩：さらなる追加があるんですね．

🧑：はい，大切な考え方です．カトリーヌの今の話は素敵ですが，では，カトリーヌは何のために，誰のために働いていますか？

👩：うーん，今日のテーマだと……，自分のためと，組織のためですかね？

🧑：そうですね，今日は個人と組織のあり方をテーマにしているのですが，その二つをつなぐものの話をします．いわゆるマネジメントの話です．

👩：マネージャーみたいな役割ってことですね．

🧑：そうです．部活のマネージャーではありませんよ！（笑）　組織をマネジメントする役割ということです．経営の神様と言われたドラッカーの話に，こんなたとえ話があります．ある石切り工の話です．石を切っている男に聞きます「あなたは何をしていますか？」．すると一人目の男はこう答えます「この石を切ってお金をもらい，生活の糧にしています」．二人目の男はこう答えました「私はこの国で最高の石切り工だと思っています．プライドをもって最高の仕事をしているんです」と．カトリーヌ，どう思いますか？

👩：はい，まず一人目の人は，ただお金をもらうために仕事をしているだけ……でも，まぁ普通に働いているということでしょうか．仕事というとそういう人が多いかもしれませんね．

🧑：では二人目は？

😊：この人こそがプロフェッショナルだと思います．最高の仕事をしているし，プライドも責任も感じているんじゃないでしょうか．働く人として素晴らしいと思います．

😐：そうですね．先ほどカトリーヌが言っていた，個人の働き方で大事なことと似ていますかね．

😊：そうですね，目指したいところです．

😐：ところが，この話にはもう一人の男の答えが存在し，ドラッカーはその男だけがマネージャーであると言っています．

😊：えっ，何て答えたんですか？

😐：「私が切ったこの石で，ここに聖堂を建て，たくさんの人がここに笑顔で集まってくる．そのために石を切っているんです」と答えました．

😊：なるほど！「何のために」がありますね．で，先生はこの話を通して，何が言いたいんですか？

😐：はい，「全体最適」と「部分最適」の話です．

😊：それは何ですか？

😐：自分がプロフェッショナルであること，それは素晴らしいことです．でも，組織の一員として働いている場合，それは自分という一部のことを考え，それを最適化しようとしています．それは部分的な最適です．一方，組織で働いていて重要な人というのは，その組織全体の目的を理解し，そのために自分が存在し，何が最適かを考える人です．それは全体のなかで最適なことは何なのかを考え，実行しているということになります．それが，このたとえ話における，自分のしていることが部分最適なのか，全体最適なのかを考えるということになります．

😊：そうか，そう言われると，私が最初に言ったプロフェッショナルであること，協調性という話は，あくまでも個人の目線での話ということですね．

😐：はい，それはそれで大事なことです．自分を高めるということですよね．でも，組織においては，それが「何のためであるか」が大事になってきます．何のためにプロフェッショナリズムが必要なのか，何のために協調性を大事にしたいのか．そしてそのことが，また必ず自分にも返ってきます．自分のためにもなるんです．

😊：確かに，そういう人であったら，ただ自分のためではなく，周囲からも組織からも必要とされるでしょうね．とても大事なことを聞かせていただきました．でも先生，さっきも話に出ましたが，自分はそうだとして，そんなことを考えてもいない，自分のことばっかりだったり，やる気のない同僚や部下がいたらどう考えたらいいんですか？

😐：おっ，相変わらず鋭い質問ですね．では，ここからが組織のリーダーのあり方の話になります．本当は私が偉そうに述べられる話でもないのですが，医療法人の理事長や学校長というトップの立場でも仕事をしている私個人の考え方として話したいと思います．ここで，私が経験した，親交の厚い女子サッカー日本代表，なでしこジャパンの元監督・佐々木則夫さんの話をしていいですか．

😊：はい，なでしこジャパンは佐々木監督の時にワールドカップで優勝しましたよね．

😐：2011年のことになります．私は佐々木監督をいつもノリさんと呼んでいるので，ノリさんでいきます

ね．ノリさんは 2007 年に監督になったんですが，その時にすべてのスタッフ，選手を入れ替えず，そのまま引き継ぎ，今でも覚えていますが，最初のミーティングで，「これで世界一を取りにいく」と言いました．それまで，まったくそのレベルにはいなかったチームをです．そして，2008 年の東アジア選手権で女子サッカー史上初のアジアでの金メダル，同年の北京オリンピックでは過去最高のベスト 4，そして 2011 年のワールドカップで世界一になりました．

：そう聞くとすごい成績ですよね．でも，引き継いだ時に，前の状態をそのままってことは，ほぼリーダーのあり方でチームが変わったということですか？

：そうですね．良い悪いは私は論じる立場にありませんが，現場にいて目撃したのは，そのままのすべてを受け入れるノリさんの姿勢でした．

：このスタッフが，とか，この選手が，とか自分で見限ったりしなかったんですか？

：そうなんです．ノリさんとは今もよく話す間柄ですが，その時もそのリーダーシップに疑問を持つ私（今までと同じじゃ世界一取れないですよね？　何か強い変更はないんですか？　という問いです）にこう言っていました――「さんちゃん（山藤先生）は人に 100％とか 120％とかを求めるタイプでしょ（笑）僕は 60％できてれば OK だと思っているよ」と．驚愕しますよね（笑）

：はい，私も，そこまでは許せないですねぇ……．

：ノリさんは常々，「その人に 2 つ良いところがあって，3 つ悪いところがあると，みんなその 3 つのほうを責めてダメだと言うでしょ．僕はその 2 つを伸ばすことを考えている」と言っていました．

：なるほど，それがノリさんの人材育成なんですね．

：はい．私はこう解釈しています．カトリーヌは，働きアリの実験の話って知っていますか？　働きアリのなかには 20％働かないアリがいるそうです．で，その働かないアリを除けば，良い集団になると思うじゃないですか．でもそれを除くと，また残ったアリのうちから 20％のアリが働かなくなるそうです．これを人間社会に適応して 2 割 8 割の法則といって使ったりもよくされています．

：聞いたことはあります．面白いですよね．でも，じゃあその 2 割はどうすればいいんですか？

：はい，その問いのためにノリさんの話をしました．その 2 割を，組織にはあるもの，必要なこととして，受け入れると考えたらどうでしょうか．もしかしたら，そこにある役割みたいなものもあるのかもしれません．

：なるほど！なでしこジャパンは澤穂希選手が有名ですが，澤選手だけが 11 人いてもダメっていうことですね．

：それは，ノリさんも，キャプテンをしていた澤選手，宮間あや選手も同じことを言っていました．あの人達は，チームというものを創るうえで，そういうことをわかっていたんだと思います．

：そっかー，それが最初の質問に対する今日の答のようなものに感じました．

：さすが，鋭いですね！そういう感じです．もちろん，その人の足りない部分を教育としてしっかりサポートすることは当然大事です．でも，自分の感性に合わない人，そのような人をただ排除したり，どうしようもないとあきらめるのではなく，全体最適のなかで，自分の役割を考え，一緒にやっていくことを

考えるというのも大事な気がしませんか.

👩 : はい, 大事な気がしました. ありがとうございます. でも, 私もですが, 読者からも, そんなキレイごと言われても, 本当にこの人には困ってるってあるんだよ！という声が聞こえてきそうです（笑）

👨 : カトリーヌ！イジワルですね〜……（笑）　はい, でも本当にそう思いますよ. そうだと思います. そんなにスパっといく話ではありません. だからこれは決して解決策ではなく, そのような考え方もできるようになるといいなぁ〜という話です.

👩 : 先生, ちなみに, 嫌な上司はどうしたらいいですか？

👨 : えぇー……誌面の都合上もうこれ以上長くは話せないので（笑）, シンプルには, 上司を変えるっていうことは難しいですよね. 一応, 上司という立場の人にはこの対談を読んで何か気づいてもらえたら嬉しいなぁ……と. そして, 若いこれからの皆さんには, 自分が嫌だと思うような上司にならないということを忘れないでもらいたいです. この対談を読んだら, 今から立てる自分の志を忘れずにいてほしいですね.

👩 : はい, 今日は, 自分のことのみならず, 組織という単位でものを考える, いい機会になりました. 先生, ありがとうございました.

👨 : はい, かなり省略しながらの話なので, 解釈の難しい話や, 私の力量が足りなくて, 誤解されちゃうような部分もあったかもしれませんが, ぜひ少しでも肯定的に生きる糧にしてもらえたらと思います. ありがとうございました.

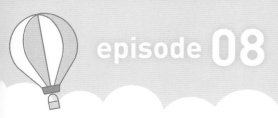
# 人生の転機

「難しい話をわかりやすく伝えてくださる対談が面白く，いつも前向きな元気をもらっています．ありがとうございます．私は学生なのですが，コロナの影響で今年度は講義や臨地実習なども通常とは異なり，就職に関しても募集があまりなかったり，学校にも情報がなかったりと苦労しています．就職や面接などに関して何かアドバイスがあったら聞きたいです」

今月は学生の方からお寄せいただいた上記の質問をもとに，就職や転職も含めた「転機」をテーマとして，山藤 賢 先生 とカトリーヌ に対談していただきました． 　　　　　　（編集部）

: カトリーヌこんにちは．夏休みはゆっくりできましたか？（この対談は8月31日に行われました）

: そうですね．あまり出歩いたりはせず，家でおとなしくしている夏休みでした．先生はなんか日焼けしていませんか？（笑）

: 読者には見えてないんだから，あえて伝えるのやめてもらえますか（笑）．実は平日に休みを取って，人のいない浜辺でじっと読書していたら日焼けしました……．

: さて（笑），今回は編集部が学生さんからの質問を取り上げてくれました．

: カトリーヌ，いつの間にかこの対談をリードするようになってないですか!?（笑）

: はい，だんだん先生のいい加減さがわかってきましたので．まぁ，その加減がいい意味で魅力でもあるのはわかっているのですが……（笑）

: ありがとうございます（笑）．さぁ，今日も楽しくやっていきましょう！この質問ですが，社会人の方からも転職などの質問が届いていましたね．コロナ禍という意味でも，今はいつもとは違う環境ですし，今回はこのような就職，転職，部署替えなども含めて，「転機」というテーマにしましょうかね．

: いいですね．でも学生さんはかわいそうですよね．私も就職試験を思い出します．私は3つも落とされました！ねちっこく質問してきたあの検査部長のいやらしい顔つき！今でもはっきり覚えています！

: カトリーヌ，興奮しないで！（笑）　辛い思い出をスミマセンでした（笑）．まぁでも，今の言葉のなかにも，この人生の転機についての重要なキーワードが入っていましたよ．

: 失礼しました，つい興奮を……．えっ，私，何かキーワード言いました？

: はい，今カトリーヌは「落とされた」と言いましたね．

: はい，悔しくてつい言いました．でもそれが何か……？

: カトリーヌ，残念ながら，カトリーヌは落とされたのではありません．カトリーヌが「落ちた」んです．

: うっ，そう言われてしまうと……．でも私は面接練習もたくさんして頑張ったんですよ．当日は緊張もあったし，自分の力をうまく発揮できなかったかもしれません．それにイジワルな質問もあって，その

せいで落ちたと思ったので，つい「落とされた」と……．

🧑：いや，そのとおりですよ．みんな自分が受かりたいと思って精一杯やっているんですから，それは正しいと思います．でも考えてみてください．今のカトリーヌなら冷静にわかると思いますが，今のカトリーヌがその同じ面接を受けたら，もしかしたら正直受かりそうな気がしませんか？

👩：確かに，偉そうな言い方かもしれませんが，受かるチャンスあると思います．あっ，そうか！その時の私は，何かが足りなかったんですね．今になれば確かに……．

🧑：はい，今になれば……です．でもカトリーヌは今まで，その時の自分は正しく，落とした相手が悪いと思っていましたよね．

👩：はい．でもそっか，落ちたのは誰かのせいではなく，考えてみれば自分のせいですよね．

🧑：おー，さすがは気づきの天才カトリーヌ，素晴らしいですね．私が今回言いたいことをまたそのまま言ってくれました．

👩：天才だなんてそんなぁ～！（^^）

🧑：……まぁそうなんですが……（笑）．実際この話は本当にそのとおりなんですよ．今日のまとめを先に言いますが，カトリーヌの言うとおり，「起きている出来事は全部自分のせいである」ということです．

👩：全部ですか!?

🧑：はい，全部です．

👩：じゃあ，ちなみに昭和医療技術専門学校では，学生さん達になんて指導しているんですか？

🧑：はい．あっ，そうそう，学生で思い出したんですが，この連載をしていて非常に大変なことがあって，この連載，ウチの学生も，教え子である卒業生達も当然読んでくれていて，コメントや感想もくれるんですが，それゆえに，いつも講義や皆の前で話していることを正直に言わないと，あいつあんなこと言ってないよ，とか，そんなことしてないよ，とか言われちゃうじゃないですか．だから，いつもの私の言っていることをそのまま言わなきゃならないのが大変です．こんなことならもっともっと偉そうなことを講義で言っておけばよかったかなぁ……．

👩：先生，話が横にそれています……．愚痴はいいから，早く教えてください！

🧑：はい……，私は，面接に送り出す学生には，最終的には相手の眼を真っすぐに見て，堂々と自分のすべてを出してくればそれでいいと言っています．それで落ちたら落ちたでしょうがないと．

👩：なんかシンプルですね．

🧑：そうですね．もちろん十分な面接の練習は必要ですよ．ただ最終的なところでは，そこではないと思っています．

👩：でも受かるための必死な努力は違うんですか？

🧑：はい，違うと思います．その必死な努力っていうのは，どのタイミングですか？

👩：うん？　その試験を受けるタイミングでしょ？

🧑：はい，そうですよね．でもそのあなたは，その瞬間につくられるものですか？　その面接の練習を必死にしたところで，今までの自分は変わらないので，それは受かるためにつくった自分ですよね．

:あっ，おっしゃるとおりです……．

:それは極端な言い方をすれば，相手をだまして入ろうとするようなものじゃないですか？

:言われてみると……．

:まぁ，実際はそれで入れますよ．本質を見抜くことができない面接官であればね（笑）．実際は評価者も，残念ながらほとんどはそういう人だとは思いますが……．ただ，そのような形で入職しても，本来の自分ではないということを自分もわかっていますので，無理している感は残りますよね．

:でも，その面接のための努力は認めてもいいんですよね？

:もちろんです！それを否定しているのではありませんよ．それは，ベースの上にあるプラスアルファーの努力です．私が言っているのはベースの話です．ある施設の技師長さんが愚痴として言っていた話ですが，ある大学の学生さんが何人も同時に面接を受けに来るんだけど，質問に対して全員が同じ答えをしっかり返してくると（笑）．多分その学校は就職支援を熱心にして，マニュアルと模範解答を与えたんでしょうね．でも個性はどこにいったんですかね？　そのような一律な受け答えをする学生達から，カトリーヌだったら合格者を選びますか？

:選びませんね……．

:ですよね．それはその人の本質ではないし，せっかく時間を割いて面接してくれている相手をリスペクト（尊重）しているとは私は思えません．それは教育現場の問題と責任でもありますが．

:先生，この話は，学生のみならず，社会人でも同じということですか？

:はい，そうです．今の自分をつくるのは，今の目の前の努力だけではありませんよね．先ほど「学生さんには何を伝えてますか」と聞かれました．私は，今の自分というのは，これまで生きてきた過去の積み重ねであると言っています．だからこそ，未来の自分をつくるには，今どう生きるかであると．過去はもう変えられませんよね．でも未来は今の自分のあり方で決まります．面接で評価されたい自分をつくるのなら，面接の練習を面接のためにするのではなく，普段の生き方がその面接に反映されることを知り，そのために今をどう過ごすかを考えたほうがいい，私は学生にはそう伝えていますし，それが本来の教育であると思っています．面接の練習が教育の本質ではありません．

:確かにそういう教わり方はしてこなかったですね．学校の先生方も「就職対策」とか平気で言ってましたもんね！（笑）

:ですね（笑）

:でも，つくられたその人と本来のその人を見分けるのは難しくないですか？　先生はどこにその差があると考えていて，どのように教えているんですか？

:カトリーヌ，今日は食いついてきますね〜．3回落とされただけある！（笑）　そうですね，私は学生にもウチの法人の職員にも，「表現」と「表出」の差という言い方で伝えています．

:はじめて聞く言葉です．何ですか？

:たとえば，コンビニのレジでアルバイトをしているとします．会計の最後に，お客さんに「ありがとうございました」と言いますよね．その時，お客さんの立場だと，そのレジスタッフでも感じの良い人と

悪い人っていませんか？

：います！はっきりといます！（笑）

：あの差は何でしょう？

：えーっと……，その人の態度の差？

：はい，まぁそうなんですが，ではたとえば，こちらから見てその態度の悪いスタッフに「その適当な挨拶は何ですか？」と聞くとしますね．すると「えっ，マニュアルにありがとうございますと言えと書いてあるので言ってるんですけど」と返ってきました．

：確かに間違えてはいませんが……．

：では何が違うのか．それは，この人はただ「表現」しているんですね．書いてあるとおりに表現したんです．感じの良い人っていうのは，その「ありがとうございました」に，別の何か滲み出てくるものを感じたりしませんか？

：はい，わかります，します！

：それが「表出」です．表出とは，その人のあり方が滲み出てくるような，本質のことです．それが素晴らしい人は，会った瞬間に，この人いいな，とか，感じが良い挨拶だなぁとか思いませんか．

：なるほどー！そうか，面接もそうなんですね．作ったものやマニュアルに書いてあることを話しても，それは表現しているだけだから伝わらないんですね．それが滲み出てくるような表出でなければ，ホンモノではありませんね！

：はい，そういうことです．

：ではその表出を素晴らしくするためにはというと……．

：はい，それが先ほど述べた「今の自分が未来をつくる」という話につながります．

：そうか，今日は転機がテーマと言ってましたが，面接だからとか転職だからとか，そのタイミングで何かをしようとしても，自分の本質はそこで変わるわけではないし，評価もされないということですね．

：はい，本質的な話をさせていただくなら，私自身はそうだと思っています．あの時のカトリーヌより今のカトリーヌのほうが面接に受かりそうな気がするのは，この間に自分を磨いてきたからですね．後は環境に対する自分の解釈や捉え方というのもあるかな．

：それはどういうことですか？

：カトリーヌがさっき言っていた，「落とされた」という言い方の話です．たとえば部署異動などでも，何で私が，とか，あそこは嫌だなぁとかもあったりしますよね．

：ありますねー．私の何を見てんだとか，どうしてなのかとか，そういう感情から入ることも大いにあると思います．

：今の世の中も，コロナ禍だから，とか，何でこんな状況で，とかあるかもしれませんね．

：そうですね．そういうことで言えば，今の状況はいつもとは違う環境とも言えるかもしれません．

：そういう時に，我々はついつい人のせいとか何かのせいとかにしませんか？

：しちゃいますね……．

😊：あの人だから，コロナだから……．ということで，突然ですが，今日のまとめです（笑）．対談の最初に言ったとおりです．今目の前で起きている出来事は，全部自分のせいですよ，ということです．

😊：最初と同様に繰り返しますが，全部ですか！

😊：大げさに言うと全部です．私は夏休み明けの職員や学生の様子を見ていてこんな話をしましたよ──「また学校始まるの嫌だなぁ」，「仕事始まるの嫌だなぁ」，「あの人とまた仕事しなきゃならないのめんどくさいなぁ（笑）」などなど，それは全部自分が作り出していることだし，「勉強が嫌だなぁ」も「あの人が嫌だなぁ」も，すべて今までの自分がつくってきた環境でしょ，と．自分がつくってきたその物事の関係性がうまくないからそう思うだけで，全部自分のせいでしょ．それを声に出して嫌だなぁとか言ったり，表情に出している人と私は朝から一緒に仕事をしたくありませんと．だって，相手がそうだったら嫌でしょ．休み明けであろうとなかろうと，コロナであろうとなかろうと，首相が誰であろうと（この対談はちょうど安倍総理が辞任を表明された直後でした），自分がどういう自分であるかは自分で選択できるわけです．未来はどうなっているかなぁではなく，未来の自分は，自分が今，この瞬間につくっているんです．そのことを理解し，行動することです．

😊：ホントにそうですね．私も夏休みがあって，そんなボンヤリとした気持ちにもなっていたかもしれません……．目が覚めました！

😊：もちろんリフレッシュは大事ですよ．でも誰かに休みを定義されなくても，日常のなかでそういう自分の心持ちをさまざまなタイミングのなかでつくっていけるようになることも大事かもしれませんね．

😊：先生，今日も大事な話を，しかもなんか軽やかにありがとうございました．

😊：はい，なかなか医療の現場も社会も落ち着かない毎日ですが，読者の皆さんも含めて，我々も頑張っていきましょうね！今日もありがとうございました．

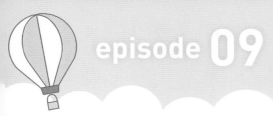

# 許す力

連載を読んでくださっている読者から，下記のような質問をいただきました．自分に自信がもてない，というおそらく多くの方が抱えている悩みをテーマに，今月も山藤 賢 先生 とカトリーヌ に対談いただきました．
（編集部）

「連載を読んでいると，山藤先生は信念をもっていて，自分に自信があるように思えます．私は自分に自信がなく，すぐに不安になったりするのですが，先生はいつからそのように自信をもてたのですか？ 元からなのでしょうか？ どうすれば自信がもてるようになりますか？」

: 先生こんにちは！9月号を読んだ20代の女性からこんな質問が来ていますよ．

: はい，若い読者からの問いも真っすぐでいいですね！また，毎月たくさんの質問とともに感想もたくさんの方からいただいています．皆さんがどんなことで悩み，またどのような感想を抱いているのか，名前は伏せてでも，誌面で少し皆に共有するのもいいですよね！次回それにしてくれないかなぁ．

: 先生，次回の対談さぼろうとしているでしょ……．

: あっ，バレました？（笑） 編集部と相談しますねっ．さっ，今日も対談しましょう！

: はい，先生は目の前のことに何事も一生懸命でしょ！よろしくお願いしますよ！

: はい……あっ，いや本当に少し載せるのはいいかなぁと思っていて，皆も共感が分かち合えるじゃないですか．

: ……はい．じゃあもう，今ここで少しだけ紹介しましょう！編集部お願いします．

(編): そうですね，いろいろな世代の方から質問や感想がたくさん届いているのですが……．では，今回の質問をくれたのと同じ，若い20代の方からのご感想をいくつか載せましょう．

・「聞く」ではなく「聴く」,「全身全霊で聴く」という言葉が印象的で，普段私はどんな聞き方をしているだろうと振り返るきっかけになりました（今まで考えたこともなかったです…）.自分がどうあるか，考えてみようと思いました．〔5月号（コミュニケーションについて）のご感想〕

・山藤先生やタカコさんの考え方は前向きで素敵だなと感じました．コロナウイルスの感染拡大で学会，勉強会中止なども多く，マスクやガウンなどの医療物資も少ないなかで大変ではありますが，私も「前向き」に「何事も一生懸命」に取り組んでいきたいと思いました．〔7月号（コロナ禍での働き方について）のご感想〕

・コロナ対応で業務が増え毎日疲れてしまっているなかで，「自分に変えられないことはただ受け入れること，変えられることは勇気をもって踏み出すこと，そこに自分の経験，感性，考えを総動員して，知恵をもって判断すること」の一文にハッとさせられました．もっと仕事に真摯に向き合わなければいけないと感じまし

た．〔8月号（変わること・変わらないことについて）のご感想〕

👧：いやー，私と同じ20代の方の質問や感想も多いんですね！素敵です！

👩：そうですね．でも年齢や性別，勤務地を問わず，管理職の方から学生さんまで，さまざまな地域の本当にたくさんの方々から感想や共感，質問をいただいています．一部しか紹介できなくて申し訳ありませんが，読者の皆さんには本当に感謝です．いつもありがとうございます．

👧：本当ですね．私も嬉しいです！では，また話を戻して早速今月のこの質問ですが，私も先生は自分に自信があるんだろうなと感じます．先生はいつから自分に自信をもったんですか？

👩：自信があるように見えますか．そうですね，そう言われると……私は9月で48歳になったばかりなのですが（この対談は9月30日に行っています），48歳になってからですかね……．

👧：ふざけないでください！（笑）

👩：いや，ホント，ホント！自信をもっているなんて意識したことないですもん．むしろ，今も不安ですし，足りないことだらけだと毎日のように思っていますよ．

👧：私もこの読者の言うように，自信がないし不安もたくさんあります．では，どうしたら少しでも自信がもてるのかということを，私やこの読者に教えてくださいよ．

👩：それじゃあ，私なりの考え方というか，ヒントという話でいきましょう．いつものように正解はないので！ちなみに，カトリーヌはどういう時に自信がなかったり，不安だったりしますか？

👧：そうですね……今思い浮かんだのは，こんなこともできないのかぁ，とか，周りはよくできているのになぁとか，そういう風に思った時ですかね．

👩：そうですよね，私も周囲に対してコンプレックスありますよ……．わかりました．この対談は誌面の制限もありますし，カトリーヌは読者の代表でもありますので，本日はリアルに今のカトリーヌの不安をとらえて話を進めていきましょうね．まず，その不安を作り出しているのは誰ですか？

👧：それは……自分ですよね．あっ，前回の対談でも，先生は「起きている出来事はすべて自分のせい」と言ってましたね．またそれ言うんでしょ！

👩：まぁそれはそうなんですが……（笑）．でも，その言い方を聞くと，あの前回の話は少し難しく，乱暴に聞こえましたかね？

👧：はい．正直，人はそんなに強くないもんと思うところはあります．

👩：そうですよね．そう思った読者もいたと思います．だから今日はその続きにもなる話かもしれませんね．私が今ふと浮かんだのは，「許す」という作業についてです．

👧：許す？　誰をですか？

👩：自分をです．自分を許してあげるということが自信というか，自分を肯定することにつながると私は思っています．

👧：どういうことですか？　何か新しいことや，達成したこと，できることを増やすから自信は増えるんじゃないんですか？

:もちろん，そうですよね．でも，私の話は少し視点が違います．カトリーヌ，人間って，そんなに完璧ではないし，むしろそこそこな生き物だと思いませんか．

:（笑）．はい，私は大いにそう思います！

:はい，私も強くそう思っています！（笑）こんなところで偉そうに読者の質問に答えて，対談なんかしていますが，私には皆さんの知らないところで，本当にくだらない，言えないような一面がありますし，自分のことを本当にくだらねぇ人間だなぁ～なんて毎日のように思っています．そして，コンプレックスをいつも感じていますよ．

:なのに，先生はなんでそんなに自信ありげで，前向きで，いつも明るく元気なんですか？

:それが，先ほど述べた，自分を許しているからです．私は本当にくだらない人間なんですよ．だけど，そこを自分で許しているんです．こんな僕もかわいい僕だよね，と．

:かわいい（笑）．でもなるほど，そういうことですか！　わかりました．確かに，どんな自分でも許せれば，そんな自分でいいと思えれば，毎日凹んで過ごす必要はないですね．でも，先生は自分をくだらない人間とかいいますが，それは謙虚な姿勢を見せているだけじゃないですか？　だいたい，凄いことをしてきた人や結果を出している人，肩書きがあるような人はそうやって謙虚な姿勢でごまかそうとしませんか!?

:さすがカトリーヌ！山藤に厳しい‼（笑）　いや，その質問素晴らしいですよ，さすがの読者代表です．私もよく偉そうな肩書きの人の話を聞いたり読んだりしていて，まったく同じこと思いますもん！（笑）私ははっきり言いますが，自分がこれまで自分の実績で夢を叶えてきたこと，いただいている社会的な評価，培ってきたもの，そのすべてを肯定しますし，胸を張って誇りに思っていますし，それを卑下したり，偉くないなんてことを言うつもりはさっぱりありません．そしてこれからもありません．もちろん，何かを成し遂げてきたのは私の力だけではなく，周囲の力や縁，導かれたものによると感謝は忘れません．でも，そのような評価を，「いえいえ私なんてそんな……」なんて言うことも自分自身を否定することになると思い，いたしませんよ．

:だったら先生，先ほどの，くだらない自分というのはどうなんですか？　私が思うように，自信がないことには結びつかないんですか？

:はい，私が言いたいのは，良いも悪いもないということです．

:良いも悪いもない，ですか？

:はい，誤解がある言い方だとはわかったうえで述べますが，私は個人的にはそう思って生きていますし，学生にも職員にもそういう話をよくしています．

:えー，だって悪い人っているじゃないですか．じゃあ，戦争とかも先生は良いと思っているんですか？

:カトリーヌ，たとえば戦争がなかったら，今の平和な自分の暮らしを何と比べて平和だと感じますか．悪い人がいるから，厳密にはカトリーヌが悪いと思っている人がいるから，カトリーヌにとっての普通の人とか，良い人という基準が生まれませんか．

:あっ，確かに……．

👤：そう，比較することで自分の基準って生まれていますよね．だから世の中にあることは，厳密には良いとか悪いとかって決められないんだと思っています．もちろん戦争はないほうが良いし，犯罪もないほうが良いですよ．それは確かです．でも，この世のなかで起きていることは，それなりに意味のあることであり，受け止めるしかないこともあると思うんです．災害とかもそうかもしれませんね．災害はないほうが良いけど，あるからこそ，ないほうが幸せで良いと思えるわけです．

👩：そっか，起きている出来事はそのまま受け取るしかないですもんね……．それをとらえるのが自分自身ですもんね．

👤：そういうことかと思っています．そして，それを自分に置きかえてみてください．自分のなかにも，たとえば，あえて良い自分と悪い自分という部分を分けられますよね．好きな自分と嫌いな自分でもいいでしょう．でも，そのすべてが自分自身なんですよ．それを丸ごと，あぁそれも含めて自分自身だもんな，と許してあげちゃうってことです．

👩：そっかー，でも私はそんなに丸ごと許せるほどまだ強い人間ではないかなぁ……．

👤：そうですよ，カトリーヌ．そこに気づくことが大切かと思います．強さっていうのは，外に見えている自信たっぷりとかそういうものじゃないんですよ．本質はそこにありません．逆にそういう自信たっぷりに威張っている人を見ると，僕なんかは，あぁニセモノだなぁこの人は，自分に自信がないから虚勢を張っていて，かわいそうな人だなぁなんて思っちゃいます（笑）．本当に芯のある人は，そんな風に振る舞いませんよ．できない自分，至らない自分，そこそこな自分も知っていて，そして何かを成し遂げている素晴らしい自分を肯定していて，そのうえで自分の人生をしっかりと歩くことが自分の喜びなんじゃないですか．その内面の強さを鍛えるために，このような対談を通してカトリーヌも成長しているんじゃないですか．

👩：確かに，強さっていうのは自分の内面の話で，自信ありそうに見えるとか，そういう外面の見せ方ではないですね．

👤：かっこつけることも，ときには大事だし，そういう時期があってもいいと思いますよ．でも，年齢を重ねるなかでは，滲み出てくるようなもののほうがホンモノで，周りからも勝手にそう見えるようになるのかもしれませんね．

👩：あっ，前回の「表出」の話につながりますね．

👤：うん，そういうことになりますね．

👩：自分を許すという話，あまりこれまで聞いたことない話だったので，とても参考になりました！

👤：そうですね，家でも学校でも習わないような話ではありますよね．だからこそ，この雑誌のこの対談には意味がある！（笑）でも，よく考えてください．自分を許すことができない人は，他人を許すこともできませんよ．そう思いませんか？　自分のことを好きになれない人が，本当に他人を好きになんてなれません．自分を幸せに思える人しか，他人を幸せにできません．いつまでも自己犠牲とか，誰かのためにとか言っている時代じゃありませんよ．まず自分，自分の本当の喜びのために生きるんです．最後に，カトリーヌに逆にこちらから質問ですが，カトリーヌが一番愛さなきゃならない人は誰ですか？

👤 : えっ，まずは家族とか友人とか，お世話になっている人とか……そういうこと？

👤 : それもそうですが，一番愛してあげなきゃならないのは，カトリーヌ，自分自身ですよ．自分のことを自分が一番愛してあげなきゃ，他の誰が自分のことをそれ以上に愛してくれるっていうんですか．誰かが愛してくれているってのはただの妄想かもしれませんよ（笑）．どんな自分であっても，素敵な部分もくだらない部分があっても，そのすべてを愛することができるのは自分だけです．だから丸ごと自分を自分で愛してほしいですね．そのなかで，自分を成長させ，自分をますます好きになっていけばいいんですよ．

👤 : はい，先生！良い話ですね〜．できない自分を許すという話，自信から始まった今日の対談でしたが，とても勉強になりました．なんか今の自分でも良いって思えたら，少し嬉しいですね．

👤 : そうですよ，カトリーヌ！　私達は喜びのなかに生きていいんです．辛いことがあっても，毎日が大変でも，そのすべてがつながって今がある，その生きる喜びはあっていいんです．人生をそれでも楽しんでいいんです．そんな自分を愛してあげてください．

👤 : 先生，愛の話いいですね〜！　あと，喜びに生きるっていう話，具体的にもっと聞きたいと思いました．次号でどうですか！

👤 : えー，読者の質問を見てから，編集部と相談でね……（笑）

👤 : はーい……．本日もありがとうございました．

👤 : ありがとうございました．

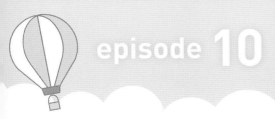

# 自分に正しく生きる

:先生こんにちは！　編集部が許可してくれて，たまにはカトリーヌからのリクエストもいいだろうと，先月の終わりに私がお願いした，愛や喜びの話の続きをテーマにしてくれました.

:おー，カトリーヌ！　この連載においてもはや絶大なる力をもっていますね〜（笑）

:だって，先生と話してきて，どんな相手でも自分が思うことはそのままちゃんと伝えたほうがいいって思うようになってきたんです.

:どうしてそう思うようになったんですか？

:そう言われると……，今までは相手のリアクションを気にして話していたのかなぁ. こう言ったらどう思われるだろうとか，こう言い返されないかなぁとか.

:なるほど！　カトリーヌ，先月は自信をもつという話でしたが，それで言うと，カトリーヌは自分らしくあることに自信をもっていいと思いはじめたのかもしれませんね.

:確かにこの連載を始めてから，そういう意味でタイトルにあるように「肯定的に生きる」ようになってきた気がします. 先生，私はポジティブな人間になってきたんですかね. ポジティブシンキングっていいですよね！

:うーん，申し訳ないけど，ポジティブシンキングっていう言葉は，私はあまり好きではないというか，使わない言葉なんですよね.

:えっ，先生はスペシャルポジティブシンキングな人だとずっと思っていましたけど！（笑）

:あっ，いやいや，この連載タイトルにあるように肯定的に生きるというのと，物事をなんでもポジティブに考えちゃうっていうのは，似ているようで全然違うんですよ.

:えっ，そうなんですか!?

:はい，よく誤解されるので，その話からしましょうか. あっそうそう，ついでに，連載の最初のほうで（7月号），モチベーションの話をしようと思っていたけど，突然始まった COVID-19 の影響で内容を変えましたよね. あれも同じで，私はモチベーションを上げるという言葉もあまり好きではありません.

:えっ，なんでですか？　モチベーションはどうしたら上がりますか？　っていう質問がきてましたよね.

:はい，モチベーションってそもそも誰かに上げてもらうものではないですよね. 上がったら必ず下がります，上げたんだから（笑）. そうではなく，やはりみずから湧き上がってくるものが大切であって，誰かに上げてもらうものではない. それが，私がモチベーションを上げてくださいよーという話を聞くと違和感を覚えるところです.

:なるほど〜. そっか，モチベーションも無理やり上げてくださいとか，その時だけ上げようとするものではなく，みずから湧き上がってくるようなものが積み重なっての結果ということですね. なんでも上

[ episode 10 ]　自分に正しく生きる　**45**

げればいいってもんじゃあないと．ポジティブシンキングも同じように，なんでもかんでも前向きにプラスに考えるというのはちょっと違うと，先生はお感じなんですね？

：はい，お感じなんですぅ～（笑）

：（笑）説明お願いします！

：ポジティブシンキングというと，起きている出来事をなんでもプラスに明るく考える，とらえるという風に聞こえますよね．

：はい，実際そういう意味で皆さん使っていると思います．

：それだと，辛いことや苦しいことがあっても，それを無理にでも明るく考えるということになりますよね．

：そうですね．それが明るい人の生き方の極意なんじゃないんですか？

：私はそう思っていません．それは無理やり作っている，偽の明るさです．

：では，肯定的に生きるとの違いはなんですか？

：はい，人生には辛いことも苦しいこともある，という前提です．だからこそ，それを無理にポジティブに解釈するのではなく，そのまま受け取り，そうだなぁ，人生とはそういうものだなぁと自分のなかでとらえ，それでも毎日に日々真剣に向き合っていく，そんな感じが肯定的であるということです．

：うーん……仙人ですか！

：ね！（笑）確かにそう聞くとなんか悟っちゃった仙人みたい（笑）でも，そうではないんですよ．そこでうまく処理できなくても，もがいていても，それでも来る毎日を自分らしく生きていくということが大事だと思うんです．自分らしく，自分に正しくです．

：自分らしくですか．でも辛いことは嫌ですよね……．

：はい，辛いこと，苦しいこと，不条理なこと，嫌ですよね．でもカトリーヌ，もしそれが全部なかったら，良いことしかなかったら，それはもはや人間の住む世界ですか？

：うーん，天国？（笑）

：ですよね．仮に楽しいことしかなかったら，私達はそれを楽しいと感じられますか？　逆があるからこそ，楽しいも本当はわかるんですよね．だから，私達はそのようなことを感じ，解決し，ときには解決もされず，それでもやってくる毎日を過ごしていく．それは，もう人間として生まれてきた喜びだと思うんです．そこに向き合うからこそ，自分は成長し，自分のあり方，自分の魂は磨かれるわけですよね．そこに感謝しかないのかなぁと．

：それはわかるけど，難しいことですね，先生！

：はい．もちろん私の話は，いろいろと反論や誤解もある発言だとは思います．でも，あえて言いますが，私達は根本的には喜ぶために生まれてきたと思いませんか，カトリーヌ．

：はい，そうですね．せっかくの人生ですから，喜びに生きるのがいいと思います．

：それはもう人間として生まれてきた喜びですよ．これは決して宗教観のような話をしているわけではありません．でも，私達は医療の世界でも，医療従事者として生きていく喜びってあると思うんですよ．

：確かに，私達は医療従事者として大変だけど，真剣に人と向き合える幸せはありますよね．

😊：そういうことです．カトリーヌ，それは肯定的ですね！

😊：最初に言いましたが，少し自分が言いたいことを恐れず言えるようになりました．周囲の影響ではなく，なんと言われても自分が正しいと思うことを向き合って言えたということも同様に，自分の喜びに感じます．病院とかでも何かあるごとに文句ばっかり言ってる人も多いですよね．人の悪口とか施設の悪口とか，自分の働いている場所なのに．そんな人達も先生のこの連載を読んでくれればいいのに！（笑）

😊：アハハ，そうですね．私は，学校長を務める自分の専門学校では，医療の現場で働くうえで，こういう人であってほしいというのを学生に説明する時，こう話しています——「やるべきことをちゃんとやる」ことと，「自分らしい自分である」こと，この両方がしっかりできていて，バランスよく回せることが幸せになれる秘訣なのではないか，と．

😊：どういうことですか？　今言っていた「自分らしい」だけじゃダメなんですか？

😊：そうですね．学生さんとか特にまだ自立できていない若い頃がそうかと思うのですが，それだけを肯定すると，ただの自分勝手になってしまうおそれがあると思っています．まだ律する力が足りない時は特にそうです．最近はあるがままの自分であることを良いとする指導が教育現場でよく見受けられていますが，これを私は「自分らしくあることの弊害」とよんでいます（笑）．特に医療系の学校においては，教育の放棄であるとさえ思っていますよ．

😊：なるほど！　確かにそうですよね．

😊：医療の現場では特にルールや規律，コミュニケーション，そこで守らなければ命にかかわることもたくさんあります．そこではやるべきことをちゃんとやるということも大切なんです．昔の，野生でそれぞれが勝手に生きていた時代ではないので，現代社会のなかでは，それこそ学業や実績などで評価されることも大事です．

😊：そこは，他人の評価を気にせず自分らしく，じゃダメなんですか？

😊：はい，評価されることによって自信も芽生えます．それがないと拠り所がないんですよね．そのようなやるべきことをちゃんとやっている自分が評価される．さらには，それが自分らしさと重なってくるとどうですか？　自分らしい自分でありつつ，そのやっていることも評価されると幸せな感じがありませんか？

😊：確かにそうですね．

😊：でもやるべきことだけをやっていると，ただ言われたことをやるだけになるので，そこにも幸福感はなくなってしまいます．ロボットみたいに仕事をすることになります．だから，そのうえで自分らしい自分である，それを肯定してあげられることも必要になってくるんです．

😊：わかりました．でもそのためには，やるべきことをちゃんとやるっていうのは，勉強することや，知識や技術の習得，自己研鑽の世界でいいかと思いますが，自分らしくある喜びっていうのはどうしたら身についてくるものなのでしょうか．先生，何かヒントはありませんか？

😊：そうですね，私が以前友人から紹介された本に書いてあったフレーズを紹介しましょうか．いつもどおり，決して正解ではないですからね！　でも面白い言葉だとは思いますし，何かの参考になるといいか

と思います．先月の対話に出てきた，自分に自信をもって生きることにも通じる話です．私は気に入っていて，よく職員や学生にも話しています．

：ぜひ教えてください！

：古代メキシコの文化，確かトルテックの教えというものだったと思うのですが，自分らしく生きる，幸せになる方法としてとらえてみてください．4つの約束という内容です．書いてあった正確な言葉というより，ニュアンスとして伝えますね．一つ目は「正しい言葉を使う」です．

：おー，キレイな言葉ということですか？

：はい，それもあります．言霊（ことだま）って言いますもんね．でもそれだけではありません．自分が思っていることをそのまま言う，自分に正しい言葉で話すということです．

：あっ，今日の対談の最初で私が言っていたことですね！

：そう，そういうことです．なんとなく調和を考えたり，誤魔化したりではなく，自分に正しい言葉を使うということです．そこに上辺ではない真の心地良さ，自分の言葉であるという自信があるような気がしませんか．

：なるほど……確かにそうですね．次はなんですか？

：二つ目は「他人事を自分事としてとらえない」です．これは，たとえば周りがカトリーヌの悪口を言っていたとします．「カトリーヌはダメな人間だねぇ」とか．何人にも同じことを言われたらどう思いますか？

：なんか，やっぱりそうかなぁー，なんて思って，悲しくなって自信をなくしイジケます……（笑）

：そうですよね．でもカトリーヌ，そのことを言っているのは誰ですか？

：えっ，あっ，周りの人達です．

：はい，他人なんですよ．自分がそう自分に言っていないですよね．周りの他人の言葉を自分のことにとらえてしまっているのはカトリーヌなんです．だから，自分が自分を責めないかぎり，誰が何を言っても他人事です．それを自分事にしないという大切さです．

：なるほど……これは気づかなかったけど，本当にそのとおりですね．自分でいつの間にか自分をダメとしてしまっている……．三つ目は何ですか？

：はい，「思い込みを外す」です．私達人間は思い込みの生き物なんですね．私はこれくらいに違いないとか，私はこういう人間だとか，あの人はこういう人だとか，勝手に決めつけて，思い込みに生きがちです．でもそれは，自分で自分の可能性を狭めている可能性もあります．

：確かにそう言われると，私も思い込みだらけの気がします．先入観のようなものを先行させていたり，自分に都合の悪いものはすべて違うと決めつけたり……．

：はい，そうなりがちですよね．で，四つ目の教えがあるのですが，私ははじめてコレを聞いた時に，この4番目が一番自分のど真ん中にズドンときました！

：ここまでの3つもあまり考えたことのない本質的な話で斬新な内容と私は思いましたが……．聞くのが少し怖い気もしますけど，最後の四つ目は何ですか？

：それはですね，今までの３つをすべて完璧にやったつもりでも，それでも必ずうまくいかないことはある，というんです．

：はい，そうでしょうね……．

：４番目は「それでも自分のベストを尽くしなさい」です．

：あーっ……．

：言葉失ったでしょ（笑）．でもそういうことですよね．なんでもうまくいく方法なんてないんですよ．でも私達は，毎日をうまくいくように工夫したり，頑張ったり，もがいたりするんです．人間らしさとはそこにあるかと思います．でもその結果うまくいかなくても，ふてくされず，やめず，諦めず，今の自分にできるかぎりでかまわないので，自分にできるベストを尽くす！　いかがですか（^^）

：はい，なんだか，コロナも終息しきらない，今の世の中の環境にもマッチした，私にも響く言葉に思いました．自分にできることを頑張りたいし，先生に言われたように真剣にやるから喜びも生まれてくるんだろうなと思いました．

：そうですね！　真剣に生きる！　いいですね（^^）この対談が載るのは１月号です．新年はじめの号の対談としてふさわしい，新しい自分の創生のような対話になりましたね．カトリーヌ，読者の皆様，あらためまして，本年もどうぞよろしくお願いいたします．

：先生，ありがとうございました．愛の詳しい話は出てこなかったけど，今日も先生からの愛をたくさん感じましたよ！　私も今年も前進してまいります！　ただ先生，この連載，早くもあと２回で予定の１年が終了しちゃうんですよ……．

：確かにそうですね，あと２回で最終回ですか！　１年早いですね～．じゃあ，仕事における愛の話も来月しちゃいましょうかね……．今日もありがとうございました！

# 仕事における「愛」の交換

👩 : 先生，連載もいよいよあと2回で終わりですね！ 連載が終わるのは寂しいですが……. 読者の質問や感想を読み返してみると，やはり仕事における悩みは，人や組織のあり方・関係性によるところが多いんですね.

👨 : そうですね. 実はそもそも，私は経営者の立場においては，経営とはすなわち人であり，すべては人との関係性の話だと思っています. 今回このような連載の機会をいただき，あらためて読者の声を聞いて，みんなもそうだよなぁと感じています. 実は，最終回の対談は，編集部を交えたカトリーヌと3人で1年間を振り返る時間にしたいと思っていますので，我々二人きりでの対談はこれが最終回. なので今回は，前回の流れもふまえて，仕事における関係性，私が「愛」という言葉で使っている関係性について話しましょうか.

👩 : えぇ〜二人での対談は今日が最後なんですか！ 寂しいです……. でも気を取り直して，前から興味深いテーマだと思っていたので，ぜひぜひお願いします.

👨 : ありがとうございます. では何から話そうかなぁ……. えー，なんか聞いてみてください（笑）

👩 : （笑） 先生は最後までこんな調子なんですね. では，そうですねぇ……じゃあ先生が何か，仕事において，その愛という言葉の存在というか，そんなことに気づいたのはいつなんですか？

👨 : そうですね，私は若い頃はただひたすらに病院業務をはじめ，目の前の仕事に没頭していました. 自分に実力が欲しかったし，成長したかったです. 医者としての成功とかも思い描いていました. しかし，詳しい話は誌面の都合上省きますが，実はあまり言っていなかった話で，私が今運営している医療法人は，個人で起こしたものもあるんですが，同時に，親の世代で，経営や運営がうまくいかなくなったものを，15年ほど前に借金も含めて全部一人で引き受けたところから始まっています.

👩 : えっ，そうなんですね！ 実は大変な苦労をされてきたんですね…….

👨 : はい. 学校のほうも正直，当時は経営的にも，内容やモチベーションとしても苦しい時期でした. ボーナスはカット，給与も一律で減額，そんなところにいきなり私が立て直しといって入っていっても，何もわからないわけですし，誰もついてきません…….

👩 : そうですよね，先生はドクターとしてバリバリやっていたんですもんね.

👨 : はい，それで私は学校改革を掲げ，会議でまずみんなにひたすら聞いてみました. どうしたら学校の現状は良くなると思いますか，と. もちろん経営的な視点，教育内容の視点，個々にいろいろな話が出たんですが，ある一人の一番若い教員の言葉は，私に衝撃を与えました.

👩 : 一番若い先生がですか！ なんて言ったんですか？

👨 : 働いている人達が全員，お互いがお互いに少しずつでいいので優しくしたら，この職場はもっと良くな

るって言ったんです．

👩：少しずつ人に優しく……．

🧑：はい．これはもう私にとって衝撃でした．そんなことは考えたこともなかったからです．どのような仕組みで組織を運営していくか，教育内容は，広報活動は，職員の役職は，リーダーシップは……誰もがそうだとは思いますが，人は組織というものや，働く・儲けるということを考えた時，そのような仕組みを作ることを考えがちです．でも，もっとシンプルなものがあった．それぞれが人に優しくというマネージメントと発想です．これはもう……

👩：先生！　愛ですね！

🧑：おっ，はい，いきなり話をさえぎって！（笑）　でもそうなんです．愛の話だと思いますよね～．そして，この愛にはポイントがあります．この行為ですが，優しさを相手に向けて与えるという話じゃないですか．なのでこれは，愛を与えるという話なんです．

👩：なるほど，「受け取る」ではなく，「与える」という話なんですね．

🧑：そこは大事なポイントです．このことは後でもう少し詳しく話します．もう一つ，別の例でお話ししたいことがあります．私は学生教育でもそうですが，ウチのマネージャーなど，コアなメンバーでの研修に，野外活動や体験などを通してのコミュニケーションを取り入れています．たとえば，知人の山田博さんが創業した「森のリトリート」というプログラム，同じく知人の登山家である戸高雅史さん（野外学校FOS）のアテンドで原生林のなかでの山登りや源流のなかを歩くプログラムなど，これが結構過酷でして（笑），ときには滝に打たれたり，滝を登ったり，ケガをしたりもするぐらいです．でも，どちらも共通して，一人きりでのソロの時間に加え，夜に焚火を囲んでの「シェアの時間」があります．そこで皆で対話をするんです．

👩：へー．面白いことをしているんですね．

🧑：はい，意義や内容はもちろんこれ以上に深いので，もし興味があったら調べてみるのもいいかと思います．そしてそこでは，不思議で素敵な体験などもたくさんあるんですが，ある時，焚火を囲みながら今の自分が思うことなどを話していて，ある30代で既婚のマネージャーの女性が，こんな話を始めたんです——私には家庭があって，夫のことを愛している．そしてそれとはまた違う意味になるけど，両親や兄妹などの家族も愛している．でも，またそれらとは違う関係だし，この言葉を使うことが何か違うかもしれないし，恥ずかしいけど，明らかに，今ここにいる仕事としての仲間のことも愛していると感じている．男性も女性もいるけど，そういうことではなく，愛といっていい関係だと思う．またそれは，同じ職場で働いている仲間にも，その職場にも感じる．そんなことはこれまで言ったことがないし，そういう話で使う言葉かは今もわからないけど……

👩：先生！　愛の話ですね！

🧑：はい！（笑）　最後まで聞いてね！（笑）

👩：なんか感動しちゃって喋っちゃいました，スミマセン．

🧑：はい，まぁなんかうまくは言えないけど，あきらかにそういう想いというか，感情がある，という話を

彼女はしていました．私はこれも，もういたく感激しました．そうか，そんなことを，私とは仕事という関係でしかつながってないスタッフでも思ってくれる人もいるのかぁと．でも，そう言ったら彼女はこう言ったんです——でもそれは先生が与えてくれたものだからですよ，と．

👩：山藤先生が？

🧑：はい，そうです！（笑）　まぁ私が日頃よりスタッフに何かを与えているとそのスタッフは思ってくれてたんでしょうね．それは給料を払っているとか，仕事での指示とかそういうものではありません．そこで与えていたものが，私は愛というものなのではないかと思っています．考えると，私は自分のところのスタッフが幸せになってくれるといいなぁ〜と思っていつも仕事をしてきました．そのためには何をしたらいいのかなぁ，と．この愛の一端とは，そういうことなのかもしれません．彼女は続けてこんなことを言ってくれたんです——その与えられたものがあるから，私も自分の職場のスタッフにそれを与えたいし，愛を注ぎたいし，職場をそういう場にしたい，それを伝えていきたい，と．

👩：なるほどー．もらった愛を誰かに共有するとか，渡すとかいう話なんですね．

🧑：はい，そうですね．私が与えたから，そのスタッフは返したいと愛の話をしてくれたんです．対象は私かもしれないし，違う人にかもしれません．でもどちらでもいいんです．最初の話もこの話も，愛を与えるという話と思って今話したんですが……，なんとなくわかりましたか？

👩：とてもいい話で面白かったです．でも，これと仕事における愛の話というのはどういう結びつきですか？

🧑：はい，ここからは「愛の交換」という話になります．愛を先に与えるということですね．だから，もらえるんです．仕事でそんなことを考えたことありますか？

👩：うーん，もしかしたら，そういう場面もあったのかもしれませんが，いつも考えているわけではありません．

🧑：そうですよね，それが普通だと思います．そして，冒頭にも話しましたが，人生のなかでは，特に仕事においては，必死に自分のために頑張る時期も必要だと思いますし，特に若いうちはそうですよね．私はそれでいいと思いますし，素晴らしいことだと思います．自分自身の成長を目的に頑張ってほしいです．でもその先で，関係性というものを創ろうと思った時に，この愛の話は役立つんじゃないかと思っています．

👩：先生，何か実際のわかりやすい例えで話してくださいよ！

🧑：そうですね……では，ウチの管理職の人間の一人が，以前こんなことを言ってきたことがあります——先生，あのスタッフがいくら言っても動かないし，全然変わらないんですよ．うまくコミュニケーションが取れなくて，ホントに困ります．わかってんだか，わかってないんだか，何を考えてんだかもよくわかんなくて……，と．

👩：よくある話ですねー！　読者の皆さんがうなずいているのがわかりますし，私もそうそうとうなずいてしまいました！（笑）

🧑：ですよね（笑）

👩：で，先生はなんて言ったんですか？

😊：はい，「じゃあ聞くけど，その人が本当は何を望んでいるのか教えてよ」と言いました．

😊：えーっ！　その管理職の方はなんと……．

😊：目が点になっていましたが（笑），「いや，それはわかりませんが……」と言っていました．

😊：なるほど，私も先生の一番弟子として（笑），最近は何が言いたいかわかるようになってきましたよ〜！「自分のしてほしいことは言うのに，どうして相手のしたいことは聞いていないんだ．そのコミュニケーションがうまくいっていないのは，こちらから取ろうとしていない自分の問題だろ！」とか言うんでしょ！　先生‼

😊：はい，正解です！　さすが一番弟子です！　(^^；)

😊：やりました！　最終対談ですからね！　(^^)

😊：いや，そうなんですよ．これはですね，本当に相手の望むものをまず聞くということ．それなくして，考えていることがわからないなんて，自分が主体であるだけの話ですよね．そこには相手がいるんです．ちなみに，私はこんな話をしました——もしそのスタッフが望むことがあったとして，それができるようにサポートしたとしたらどうだろう．そのスタッフの成功をあなたが助けるんです．そうしたら，そのスタッフは，今度はあなたのために働くかもしれなくないですか？

😊：本当だー．でも先生，それは打算的というか，「してあげれば返してくれるよ」という計算みたいなことになりませんか？

😊：カトリーヌさすが！　相変わらずの素晴らしい鋭い気づきです！　そうですよね．でも，そこが違うんです．そういう風に計算したら，それは本当に計算高い人間とその関係性になりますよね．でも，そうではなくて，このサポートこそが与えている愛ということなんです．愛で動くんですね．それがうまくいってもいかなくても，お返しがあってもなくてもです．その注ぐものが愛ですよ．そして，それはいつか戻ってくるかもしれないし，戻ってこないかもしれません．それでもいいんです．だって，それは義務でも仕組みでもなくて愛なんだから．でも，その関係性でつながっている人間同士の仕事と，そうではない計算でつながっている相手，または相手の情報も受け取らず，こちらの解釈だけで付き合っている関係，このような関係に真の人間としての楽しみや喜び，魅力を感じますか？

😊：はい，そうなればいいなぁ〜と思いますよ．心底思います．仕事における愛の関係かぁ……．

😊：これこそ，キレイごとのように聞こえますよね．なので，この連載の最初の段階で，このような話はしませんでした．あまりにも実践的ではないからです．でも根本にあるのは，どのような相手であっても愛を持って接してみる，与えてみる，相手もそれを感じてその交換が始まる，仕事の関係であるからといって，それを突然コミュニケーションという言葉に置き換え，うまくいくスキルを考えるとか本当はそういうことではなく，人間同士の愛の交換が，仕事においても大事なことだと私は思っています．でも本当は，みんなそういう関係性が望ましいと思っていませんかね．そこを踏み出してみる勇気がいるかもしれないけど，そうであったらいいと思うことを実際してみるという行動こそが，とても肯定的だとは思いませんか．

😊：本当ですね．先生，そう考えたらこの対談も愛の交換ですね！

👨 ：はい，カトリーヌ，まさにそうですよ！

👩 ：そして先生，それはもしかすると個々の関係だけの話ではないかもしれませんね．

👨 ：まさにその通りだと思います．我々と読者との関係も愛の交換ですよね．我々はこの対談を皆さんにとっての何かになればと思い発信していますが，皆さんからいただいた質問や感想には逆に大きな力をいただいたし，そのことによってまた我々は皆さんにより大きなエネルギーのお返しができるわけです．2020年は新型コロナの蔓延という考えてもみなかった社会現象に世界中が巻き込まれました．そのなかで私が強く感じたのは，他人や社会に対しての愛の欠如です．このような時だからこそ，自分さえよければ，ではなく，人も社会も，宇宙も巻き込んだ大きな愛がキーワードだった1年ではなかったかと思っています．

👩 ：わぁ，愛とエネルギーの壮大な話ですね！　今日も元気をいただきました．また来月は最終回，総まとめとしていろいろと先生と対話させてください．

👨 ：今日も楽しかったですね．よろしくお願いします．そうそう，最後に，この連載期間，本当にたくさんの読者の方々から質問や感想をいただきました．あらためまして，ありがとうございます．嬉しいことに，Medical Technology の企画のなかで，これまでで一番の反応だったと編集部のほうからも言っていただき，「連載終了後の段階で，生の講演会（読者会）をしませんか」と提案いただきました．私も，ぜひぜひ読者の皆様とつながれたらと思いました．それでは，詳細は編集部のほうからお願いします．

(編) ：山藤先生，カトリーヌ，今日も愛が溢れる楽しい対話をありがとうございました．来月は3人での振り返りの対話ということで緊張しますが，よろしくお願いします．山藤先生からご案内があったように，3月に読者参加型のセミナーを参加費無料で企画しました．

(編) ：セミナーで先生にお話しいただきたいテーマや，山藤先生へのご質問・ご相談，その他セミナーに関するご要望など，大歓迎です．お申し込み時にぜひご記入ください．

👨 ：読者の皆さんといろいろなお話ができればと思います．たくさんのご参加をお待ちしています！

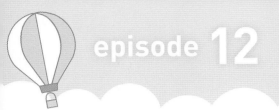

# 初心忘るべからず〈最終回〉

👩 : さてカトリーヌ，いよいよこの連載も最終回になりましたね．

👩 : はい，終わるとなると本当に寂しいです……．この対談は，なんかこの1年の私の拠り所でした．読者のなかにもそう言っておられる方がいましたね．

👨 : そう思っていただけて大変光栄です．これも縁ですね．縁といえば，私をこの連載に引き込んだ（笑）医歯薬出版さんにも最後の対談には振り返りで参加していただこうと思いました．担当のIさん，よろしくお願いします．

(編)(I) : 私なんかが参加していいのか……．山藤先生の頼みですので，よろしくお願いします．

👨 : はい（笑）．しかし遡れば，この対談の依頼を受けたのが2019年の中頃でしたかね．私は当初，読者の悩みに答えるなんて，そんな偉そうな連載は絶対に嫌だとかたくなに断っていたのですが……．Iさん，企画，依頼から本日まで，トータルでは2年くらいかかっていますよね．振り返ってみていかがでしたか？

(編) : そうですね，コロナをはじめ，本当に思ってもみなかったことがたくさんあって……．でも読者の反響も大きくて，すごくいい連載になったと企画者として感動しています．まず，先生の初回の原稿の段階では，カトリーヌとの対談形式になるとは先生ご自身がまったく考えておらず，4月号を読み返してもそんなことにはふれてもいないですよね．

👨 : はい，そうでした．自分で書こうと思っていましたから．初回の原稿を書いて，その後ですね，「あっ，実際の臨床検査技師との対談形式にしよう」と急に降りてきました．

👩 : そこでカトリーヌが登場！　私が急に呼ばれたんですね……（笑）．

(編) : そしてさらには，原稿の都合で実際の発売号（発売月）よりは，だいぶ前に対談はしているのですが，最初の原稿を書いた頃にはまだ新型コロナはその存在も知られておらず，連載が始まってしばらくしてから急に社会が一変しました．読者の悩みに答えるのがこの連載の主旨ですから，当初の質問想定とは大きく変わってしまい，山藤先生には毎月毎月本当にご苦労をおかけしたと思っています．その生ものの感じが，逆にこの連載の良さというか，深みを増したとは言えますが．

👨 : そうですね，今思えばとんでもなくビックリですよね．もしこのような未来がわかっていたとしたら……こんなことなら，連載を受けるんじゃなかったです（笑）．カトリーヌはどうですか？

👩 : そうでしたよね．本当に対談が始まってすぐに，コロナ禍といわれる状況になり，通常の業務の悩み以外にもふれざるをえない部分が増え，私達の医療人としての生き方についての質問や，深いやりとりが多くなりました．私には日頃考えたことのないような難しい話も多かった気もしましたが，山藤先生がいつもわかりやすく話してくれるので，毎回とても勉強になりました．でも本当は記事になった部分以

外にも，カットされた部分でたくさんの時間，面白い話をしているので，私は読者の方より随分得してて，密かにラッキーと思っています（笑）．

編：実は山藤先生と毎月原稿の打ち合わせや校正でお会いする時に，私の他に上司である取締役も同席していたのですが，山藤先生がわざわざ毎回来なくていいと言うのに，その上司も私も山藤先生に話や悩みを聞いてほしくてと，いつも数時間居座っていろいろ勝手に質問や相談をしていました！（笑）

：えー，私のいないところでずるーい‼（笑）知りませんでした！

：まあまあ……なんか今日は大人気だ（笑）．せっかくだから，最後にお二人から聞いてみたいことがあったら聞いてみようかな．

：ラスト質問ですね！　では私から．前回の対談もですが，この対談を通して私は，人と人との関係性について，よく考えさせられるようになりました．これは先生には直接聞いたことはなかったですが，先生が関係性について，一番印象に残っている出来事とか，現象とか，思い出とかを教えてください．

：なるほど，一番ですね．はい，もう絶対コレっていうのありますよ！

：あるんですね！

：はい！　これはもう……アラスカでの熊との体験です．

：一番の体験は，人じゃなくて熊なんですか⁉（笑）

：はい，そうなんです（笑）．星野道夫さんというアラスカの自然を舞台に活躍していた有名なカメラマンの方がいらして，その書籍などに縁あって巡り合ったのですが，それを紹介してくれた，前号の対談にも出てきた「森のリトリート」を創業した山田博さんからの声かけで，一緒にアラスカへ行きました．詳しい話は省きますが，小型のセスナ機をチャーターして，地元のガイド同伴でカトマイ国立公園という場所に入ったのですが，そこには野生のグリズリー（熊）がいて，人と熊の間に境がない世界でした．

，編：えっ，目の前に熊がいるんですか！　襲われないんですか⁉

：そう思いますよね，襲われないんです．この場所は古くから銃の規制があって，人間が熊を撃ってはいけない地域なんです．なので，熊も人間が自分達を殺す相手だとか思っていないのだと思いますし，人間も熊は襲ってくるものではないと思ってそこにいる．そういう関係性ができているんだと私は感じました．

：そんな世界があるなんて……．

：そして，関係性が深まった私達の目の前で母熊が仰向けになって寝転がり，2頭の子熊に授乳をはじめました．ガイドのアメリカ人が「これは君達を，完全に心を許していい相手だと認めたということ．珍しいことです」と言ってくれて，そして私達はなんと……

：なんと？

：その目の前でぐっすり昼寝をしてしまいました（笑）．

：すごい‼

：さて，何が衝撃かと言いますと，熊は言葉をしゃべれません．日本で熊が里に降りてきたら撃たれてしまいますよね．そういう関係性だから．でもここでは，熊と私達人間が，言葉を交わさなくても関係性

が構築されているので，お互いが殺しません．言葉を交わせない動物とも関係性を構築できるのに，なぜ言葉を話せる人間同士が，うまくコミュニケーションさえできないのか……（笑）．これは大いなる問いとして，私のなかに残りました．だからこの体験が，私が関係性というものを考える際の一番大きな出来事と言い切れます.

🙂：話のスケールがすごすぎる！（笑）　先生！　生きていてくれてよかったです！

🙂：ありがとうございます（笑）.

🙂：それではせっかくなので，その関係性ということで，今後私や読者が考えていかなければならない一番大事なことは何ですか？

🙂：はい，関係性の話がこの対談では一年間，たくさん出てきましたね．私は結局，その質や深さ，そういうものがこれから考えていかなければならない大事な部分と思います.

🙂：関係性の中身ということですね.

🙂：そうです．ただ関係があるとか，そういうことではありません．その中身，お互いの関係性の質がどうなのか，深さはどうなのか，それがあれば安心感・信頼感がある交流，対話もできて，人と人との関係，組織のあり方も変わってくると思いますし，皆さんにはいつも問いをもってほしいとこの連載で言ってきましたが，この質や深さをいつも問いとしてもっていただければと思います.

🙂：ありがとうございます．ではIさんに質問をパスします！

（編）：そうですね……このコロナ禍の1年を過ごしてきて，仕事に関していろいろと思うこともありました．よくワークライフバランスとか言いますよね．この連載はタイトルも全部山藤先生がみずから考えてくださりましたが，「働き方の処方箋」とあるように，山藤先生は，働くということや仕事ということに関してどのように思っているのか，またはオンオフの切り替えなどはどうしているのか，聞いてみたいです.

🙂：ありがとうございます．そうですね，はっきりと言っておきますが，仕事なんて本来はどうでもいいと思いませんか？

（編）：えっ‼　そんな言い方していいんですか？

🙂：いや，ダメだとは思うけど（笑），誤解のある発言になるかもしれませんが，はっきり言って僕は仕事なんて人生の一部で，すべてではないのだから，そんなに思いつめないでいいと思っていますよ.

（編）：でも先生はこれまでも連載では何事も一生懸命にと言っていたじゃないですか．矛盾と混乱が……，詳しく教えてください.

🙂：はい，人生というものを大きな円として書くとしたら，仕事っていうのはその円の中に入っている端っこにある小さな円のようなものだと思います．だから，それがすべてではないですよね．なので，そこそこでいいんではないかと思います．連載でも言いましたが，人間なんてそこそこな生き物ですから．でもですね，だからこそその部分，仕事・働くという部分が充実していたら，なおその大きな人生の丸の部分が輝きますよね．そのために，仕事の部分も一生懸命やるということには価値があると思います．でもすべてではないので，仕事がうまくいかないとか，不自由さがあるとした時に，だから自分の人生

は駄目だと思う必要はないということです．だって一部なんだから．そういう意味で，私はワークライフバランスとか考えていません．ワーク＝ライフですから．何事も一生懸命なのは，仕事もですが，オフも全力でオフしているんです（笑）．なので，その境目をもっていません．オンもオフも一生懸命なので，切り替えもありません．全部を楽しんでいます．もちろん，嫌なこと，辛いこともあります．でもそれは仕事だけではありませんよね．==何もかもひっくるめて，受け止めて，肯定的に生きていくこと，==
==これが私個人的には仕事や働くということを通して幸せになる秘訣ではないかと思っています．==

編：なるほどー！　人生の一部にすぎないのだからととらえる大事さと，でもそこを充実させることで人生がさらに豊かになるということ，腹に落ちる感じがしました．先生のシンプルだけど真っすぐな言葉はいつも周りに影響を与えますよね．

：そうですかね．でも誰しもがそうなんじゃないですか．Iさんが私に連載のお願いに来てくれたこと，その時の言葉，それがあってこの連載があり，読んだ読者は影響を受けて感想や質問をくれている．これはすごく影響のある仕事をしているということですよ．

編：ありがとうございます．

：カトリーヌもそうですよ．誰しもがそういう存在であるということです．いきなりこの連載の対談に引っ張り出されたカトリーヌは，この依頼が来るまで，そんな想像すらしたことはなかった！（笑）

：はい，まったくなかった！（笑）

：でもカトリーヌは人生のどこかで臨床検査技師になる選択をし，そして今，全国の見えない臨床検査技師の方々に影響を与える存在になっているということです．誰かのために生きている存在になっているんですよ．

：はい，そう考えると……私なんかが誰かの力になれたなんて本当に嬉しいです．

：嬉しい！　いい言葉ですね～．喜びですよ．幸せですね．

：幸せかぁ……あっ，では最後の最後に質問もう一つ！　先生，幸せに生きるためのコツを一つ教えてください．

：おっ，食いついてきますね．いいでしょう．では，最後は質問を受けているにもかかわらず得意のカトリーヌと読者への問いで終わりましょうか．毎回モヤモヤして終わるのがこの連載の目的でしたよね（笑）．

　今，ちょうど喜びの話が出ましたが，==皆さんは自分が本当は何に喜んでいる人間か考えたことはあり==
==ますか？==　本質的な部分です．コロナ禍という環境は今も続いていますが，そのことを恨んでいても何も変わらないとしたら，喜びに生きるとしたら，何に喜びを感じて毎日を生きていきましょうかね．それが自分でわからないと，人生というこの時間を何に向かってやっているんだかわからないですよね．他人は教えてくれません．自分のなかにある喜びを掘り下げて考えてみてください．それを見つけると，何で今自分がこの行動をとっているのか，何のためにやっているのか，誰のためにやっているのか，仕事もプライベートも含めて少し整理されるかもしれませんね．「かもしれない」というのがいつものように適当なポイントですからね（笑）．でもその喜びが何かわかれば，そのことが幸せに結びつきますよ

ね．逆にそれがわからないと，自分の幸せがなんなのかもわからない．自分の幸せは自分が決めることで，他人が決めることではありません．

　ぜひ，自分の喜びをみつめ，それぞれ一人一人が自分の喜びに生きてほしいと思います．私達は本来，喜びのために生まれてきたはずである．私はそう思っています．

👩：先生ありがとうございます．自分の幸せは自分で決めていい，これからは喜びに生きていいと言ってもらったことを忘れずに，この1年の対談を財産にしていきたいと思いました．

🧑：ありがとう．Iさんはどうですか？

㊢：先生，私からも一つ聞いてみたいことが湧いてきました．今，個人が目指すべき幸せの話，喜びの話を聞きましたが，先生はこの世の中がどのような世の中になっていったらいいと思っていますか？

🧑：ありがとうございます．お二人の質問はどちらも最後に本当に大きなテーマですね．これも問いにして返そうかな（^^）．まあ，まったくの個人的な見解になりますが，私はこの連載を通して，個人が自立する大切さを話してきました．そのために律する力，自律も大切だと．でもそのうえで，本当に一番大切なことを話します．それは自立しているといっても，両足で大地をしっかりと踏みしめて自分は自分の力で生きていると思っても，所詮，人はそんなに強くはないんだということです．たくさんの人達にその両足は支えられて立っているんだということに気づくということです．その両足はもろくてすぐにでも崩れそうな足なんですよ．だからこそ，そこに縁や感謝の想いをもって生きていくということが大事と思っています．でも，この話を最初にはしません．学生にも最初は伝えません．なぜかと言えば，この話から始めると，誰かが助けてくれる，誰かがなんとかしてくれるというところから始まってしまうおそれがあるからです．そうではなくて，まずは自立なんです．なぜならそうでないと他人を支えられないからです．自立した者同士が，それでも自分は独りで生きているわけではないことに気づき，支え合い，ともに生きていく，そのような世の中を期待しています．もちろん，人によって身体，心，社会的な立場，いろいろと弱いところもあれば，強いところもあるかと思います．だからこそ，周りに迷惑もかけられるけど，自分もどうせかけて生きているのだから，そこで支え合って正しく依存し合える社会，そんなことをたまにボンヤリ考えます．いつものようにこれが答えではありませんので，ボンヤリ考えているというところが私らしいポイントです（^^）．では，どうしたらそういう社会になれるのか．それを読者の方々と私の共通した，正解のない，でも考えるべき問いとして残していきたいと思います（笑）．

㊢：ありがとうございます．今のコロナ禍の社会においても皆さんにぜひ考えてもらいたい話だと思いました．先生，いよいよ，今日のこの対話の時間も終わりになります．最後に読者とカトリーヌにぜひメッセージをお願いします．

🧑：はい，なんか感慨深いですね．泣きそう……（笑）．この連載は私の人生にとって忘れられないかけがえのない一部となりました．連載の依頼を受ける時もいろいろなことを想像・想定し，本当に悩んで受けたんです．でも突然の新型コロナウイルスの蔓延による社会の大きな変化があって，その想定なんかすべて吹き飛んで，無駄な話になりました．コロナのど真ん中の1年を，この連載を抱えながら生きてき

ました．まさに今，この瞬間を生きているという実感を毎月の対談とメッセージを文面に落としながら感じていました．このようなタイミングでこのような連載をさせていただいたこと，本当に不思議な縁を感じます．読者の皆様への連載最後のメッセージは，ぜひ自分の仕事に誇りをもっていただきたいということです．私達医療従事者の仕事は，よく奉仕という言葉で表されることがあります．私はこの言葉があまり好きではありません．奉仕しているわけではなく，自分の喜びとして医療の仕事に向き合っていただきたいと思っています．人は一人で何かを達成した喜びよりも，誰かとともにだったり，誰かのためにだったり，その人からありがとうと言われることだったり，ともに喜びを感じるほうが，一人よりも喜びが多い生き物であると私は信じています．だからこそ，他人の喜びや幸せが自分の最大の幸せなのだということに気づき，自分の仕事に誇りをもち，そして喜びと幸せをもって，堂々と自分の仕事に向き合っていってほしいと心から思っています．この連載を通してつながった我々が，ぜひこれからの医療界をともにより良くしてまいりましょう．そして，読者の皆様にはあらためまして，本当にたくさんの質問・感想・励ましをいただき，私自身の大きな力となりましたこと，心より感謝申し上げます．ありがとうございました．そしてカトリーヌ……

: (泣)．もう涙が出て止まらない……．先生，最後に私だけへのメッセージをください！

: あはは（笑）．ありがとうございました．本当に心から感謝しています．カトリーヌとの対話なくしてこの連載，この 1 年はありませんでした．本当にありがとうね．では最後に贈る言葉を一つ，「初心忘るべからず」で締めくくりたいと思います．

: よく聞く言葉ではありますが，今伝えてくれた意味を教えてください……．

: はい，言葉にはいろいろな解釈があると思います．私が今湧いてきて伝えたいなと思ったのは，あの頃のできなかった自分を忘れない，です．

: はい！

: 今のカトリーヌと，この連載が始まる前のカトリーヌ，どうですか，成長しましたかね．

: はい，私は先生との時間を通して人として大きく成長したと思います．誰かのせいにしたり，だれかにゆだねたりせず，自分で考えるということをいつもするようになりました．

: そうですね．第一回でも書いていますが，この連載の目的は，何事も自分の頭で考えるということでした．カトリーヌも自分の頭でよく考えるようになった．でもそれはこの対談というチャンスと機会があったからですよね．それがなかったら，今のカトリーヌはないということですから．そう考えると，知らなかった，できなかった時の自分って怖くないですか？

: 怖いです．

: はい，その怖さを忘れないということです．できるようになると，私達はできなかった自分を思い出せません．でもその自分は学びを通してできた自分です．その学びがなかったらと思うと怖いですよね．だからこそ，これからも謙虚に，知らないことだらけの世の中で学ぶということを続けていただきたいと思うんです．自分の頭で考えるということを続けていただきたいんです．そして後々はその大切さを今度は他の人にも自分の言葉で伝えていけるようになっていってほしいと思います．だからこそのカト

リーヌへのこの言葉．ぜひ忘れずに，一生，人生を学びながら，そして楽しく，喜びに，何事も一生懸命に生きていってほしいと思っています．この連載を通してのはじめての出会い，一期一会，初心忘るべからず．この縁は一生です．またどこかで会いましょうね（^^）

👩 : はい先生！　本当にありがとうございました．

㊞ : 先生，カトリーヌ，ありがとうございました．３月の講演（読者セミナー）も楽しみにしていますので，どうぞよろしくお願いいたします．

🧑 : ありがとうございました．では最後はこのコロナ禍の象徴，３人で「グータッチ」で終わりましょう !!（^^）


＊お互いにグータッチ＊　🤜🤛

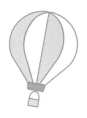

連載「働き方の処方箋　人生を肯定的に生きる」を振り返って

# 総括対談

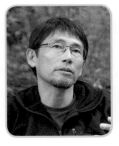 ×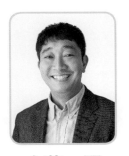

## 山田　博
### YAMADA Hiroshi

## 山藤　賢
### SANDO Masaru

連載の書籍化に伴い，連載第11回，第12回の対談中にも登場した
山田博さんと山藤賢先生との総括的な対話を加えました.
この連載全体を医療とは別の切り口で語ってもらっています.（編集部）

**さんどうまさる（さ）**：このたびはこの連載の総括として，コーチングのプロであり，教育にも造詣の深い，また「森のリトリート」というプログラムを通して自然の世界と宇宙とのつながりを価値観として大事にされて人材育成や企業活動をされていらっしゃる，山田博さんをお招きいたしました. 博さん，こんにちは. よろしくお願いします.

**やまだひろし（ひ）**：こんにちは. さんちゃん，まずは，1年間の連載，本当にご苦労様でした. 毎月楽しみに読ませていただいて，新たな気づきをたくさんいただいたことを感謝いたします. ありがとうございました. そしてあらためまして書籍化おめでとうございます.

**さ**：いえいえ，こちらこそ，この連載の対談には博さんからもらっているエッセンスがたくさん含まれていますので，私の方からお礼を言いたいです，ありがとうございます. 連載，どうでしたかね？

**ひ**：まず私が感動したのは，読者からの感想や質問が毎回たくさんきていたと，それも回を追うご

とにどんどん増えていったと話してくれたじゃないですか. 内容も，まさにこのような連載を待っていましたとか，来月も楽しみですとか，そういう感想や質問も含めて本当に渇望している感じがしたんです. この雑誌は技術系の雑誌でしょ. そのような雑誌に，働くということや，生きるということの本質のような話をさんちゃんは載せているわけじゃないですか. これって凄いことだと思いませんか. それを企画した出版社も編集長も凄い！（笑）

**さ**：はい，反響の大きさには私も驚きました. このような機会をいただき感謝しています.

**ひ**：これまでは技術や知識，それらとマインドの部分とは，別のもののように扱われていましたが，これからはそうではない，これは，分離していたものが統合に向かっているような話なんだと私は思っています. どちらがいいとかではなく，両方とも必要で，別にあるのではなく，同じということで切り離せないものなんですよ. 本当は潜在的にそういうことを望んでいる人が，実はたくさん

いる．技術系の雑誌でも，このような話が必要になってくるんだということは，そのような考え方が当たり前になる時代がやってきているんだなぁという感動です．この連載は時代の要請に応えた，先取りのようにも思います．

さ：そうですね．技術とマインドの統合，言われてみると，連載の各回テーマもこれとこれではなく，あれもこれもという感じでごちゃごちゃに全部入っちゃってる感じでやってました．でも確かに，連載が始まってすぐにコロナ禍という状態になり，新時代に入っているなぁという感覚で連載はしていましたね．当初に予定していたもくじも役に立たなくなって，毎月の編集部との打ち合わせで「こんな内容でいいですか？」となっても，編集部は逆に「ぜひこれでいきましょう」と背中を押してくれていて，自由にやらせていただいたことは感謝しかありません．

ひ：本当ですよね．後で振り返った時に，このタイミングでこのような連載を企画した功績は大きいといずれ皆さん気づくのではないでしょうか．

さ：ありがとうございます．ではあらためて博さんに聞いてみたいのですが，今回の連載を，私は問いと対話ありきとして始めてみました．まあ，正確には連載始まってから（笑），そう思った部分もあるのですが．博さんもよく言われる「問い」の重要さについてどう思われますか．

ひ：いやー，そのさんちゃんの問い自体がまたすばらしいですね〜．はい，問いには力がありますよ．いろいろ話したいことはありますが，まずは，いい問いというのは即答できるような限定的なものではないんです．ＡかＢかどちらかというのではなく，その問い自身が深くなっていくようなものが面白いんです．たとえば…，なんのために生きるのか，とか，愛とは何か，とか．正解があるわけではなく，自分を掘り下げていくような問いですよね．いい問いには問いかけられた人を乗せていく乗り物のような力があるんですよ．その問いがその人をどこかに運んでいくんです．

さ：乗り物ですか！　相変わらず博さんの話は面白いですねー．ちなみに，どこかっていうのはどこなんですか？

ひ：はい，それは未知の世界ですね．問いを深めることで，自分のまだ知らない領域に行くことができるじゃないですか．

さ：なるほどー…，深い話ですね！　私はこの連載では基本的に読者から質問をもらってそれに応えていたのですが，私が応答する内容も正解ではなくて，むしろもやもやしていたり，問いのような形で終わるということになんとなく（笑）していたのですが，問いにそんな役割があったとは！　問いを与えるというのはとても大事なことなんですね．

ひ：なんとなくやっていたというところが，さんちゃんの天才性です（笑）．そして，そのような問いはその人に必要なタイミングで訪れます．それに出会えるということはとても幸せなことだと思います．きっと読者の皆さんは，この連載を通してそれに出会ったんじゃないかと思います．だから質問もそうですが，それ以上に感激の言葉や感想が凄く多く届いたんです．

さ：なるほど．博さんはプロのコーチとしてお仕事をされています．なんか問いが何かを導いていくというこの話，コーチングに通ずるものがあるようにも思えました．

ひ：いい問いにはコーチングのような作用がありますね．コーチングではこれをインクワイアリー（設問）という風によんでいますよ．ちなみに答えがすぐでる問いと，答えのなかなかない問いの違い，マヤの古い言い伝えとしてこんな話があります．ある２つの部族があって，ひとつの部族は答えをもってしまった．そして滅んだ．もうひとつの部族は答えではなく問いを持っていた．そして答えを持たなかった．そして生き延びた．答えがあるとそれが正解だととらえられてしまって実は身動きが取れなくなるんだという話ですよね．

さ：博さん，今の話を聞いていて，私は今，まさ

にコロナ禍に生きている私たちの社会を思いました．正解のない社会が訪れています．2020年7月号で現場で活躍する教え子のタカコと対話しました（編集部注：連載第4回，2020年4月に対話）．若者は今のこの状態をどう捉えているんでしょうね．そしてどう生きていったらいいんでしょうね．このコロナ禍という社会の状況を，博さんはどう捉えていますか．

🌀：そうですね．これも解のある話ではないですが，間違いなく，時代の大きな転換期が訪れていますね．世のなかが信じていた科学の力や当たり前の正解が見えなくなってしまったんですね．私たちは感染症しかり，地震しかり，いつ何が起こるかわからない，そして全人類がどうしたらいいかわからないことが現代社会において起こるんだということを知りました．そのような時に，正しい答えを探すことに今までほどの意味は無くなります．今年正しかったことが来年には正しくないかもしれないからです．たとえば，会社に電車で通勤することが当たり前だったのに，しなくてよくなったんです．会議も集合する必要がない．そんなことその前までは考えなかったわけです．なので，さきほどの問いの話と同様で，ひとつの答えにすがるやり方はしない方がいいのではないか．どちらが正しいではなく，Aという人もいる，Bという人もいる，ただそれだけでいいのではない

か，そういう捉え方が大事な時代に入ってくると思っています．

😊：まさに同感です．多様性を享受するとは本当はそういうことと私も思っています．博さんは森や自然の活動もライフワークですが，人類が，このコロナであらためてわかったこと，気づいたこと，他にありますか？

🌀：また大きな問いですねぇ．そうですねぇ，このコロナになって，私たちは異質なものと共生することがもはや当たり前なんだと気づかされました．生態系の中に存在するよくわからないもの，目には見えないものが私たち人類と共存し，同時に私たちの命を脅かすこともあるという事実です．こんなに科学も発展し，人間の力も増大した現代で，実は今までわかっていたことがほんの一部でしかないという当たり前のことに，多くの人が気づかされたのではないでしょうか．

😊：確かにそのとおりですね．私たちは科学の発展が生活を豊かにし，そして自然すらも封じ込めると思ってやってきたという感じがします．

🌀：そのとおりなんですよ．ウイルスのことだけでなく，いまだにわかっていないことだらけなのだし，微生物についても，菌類のこともよくわかっていない．さんちゃんと行く森も，たとえば土壌のなかには，何がいて，どのような作用をしているのか，いまだすべては解明できていないん

## 山田　博氏　プロフィール

株式会社森へ創業メンバー／プロフェッショナル・コーチ／山伏
1964年生まれ．東北大学教育学部卒業．（株）リクルートを経て，2004年プロ・コーチとして独立．CTIジャパンにてコーチ，リーダー養成のトレーナーとして約4000人の育成に関わる．2012年（株）CTIジャパン代表，2014年（株）ウエイクアップの経営に参画．意識の進化による全員当事者の経営を目指す．2006年，森の中で自分を見つめ，感じる力を解き放つ「森のワークショップ」をスタート．2011年，株式会社森へを設立．自分，人，森との対話を通じて，自らの原点を思い出す「森のリトリート」を全国各地の森で開催．
最近は，生命論的視野からビジネス，組織，社会を捉え直す「Regenerative Leadership」の探求に関わっている．
書籍『森のように生きる』『森と共に，歩む日々』関連書籍『無意識の整え方』

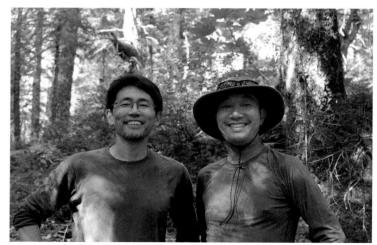

アラスカの無人島 レインフォレストにて

ですよね.

🐝：そうか，知らないことを科学の力で減らして
きたつもりが，逆にますます知らないことが増え
てきてしまっているんですね．これからはそのよ
うな時代であるということを自覚する必要があり
ますね.

ひ：そうですね．知らないということが当たり前
だと自覚して生きていくような時代になるでしょ
う．人類が生態系をコントロールできるというの
は幻想であり，通用しません．もうそれを素直に
認める必要が出てきたのではないかと思っていま
す．そして，さきほど，若者はどう生きていくの
かという問いもありましたが，そのような「私た
ちは本当は何も知らないんだ」という時代を，若
い方々はこれから長く生きていくことになります
よね．このコロナ禍でもそうですが，そのような
社会で，未知のものに怯えて生きていくのか，そ
れとも，それを当たり前として堂々と生きていく
のか．そのようなことを考える時代に入っていき
ます.

🐝：なるほど，あなたはどう生きていきますか，
という，まさに答えのない問いの時代の到来です
ね.

ひ：はい，そしてそのような時代で大事なのは，

どのように考えてもいいんですよ，ということで
す.

🐝：そうか，不安を抱えるのが悪いとか，堂々と
しているのがいいとか，そういう答えではなく，
どのような生き方をしてもいいんだよと，自分で
選んでいいんだよということですね．今まさにこ
の話をしていて気づいたんですが….

ひ：おっ，なんですか？

🐝：この連載のタイトル，"人生を肯定的に生きる"
ですが，こういう話になると「未来の不安にから
れてもしょうがないので，そういう世界を当たり
前に生きていくのがポジティブであり，肯定的な
生き方だ」と考えてしまいがちですが，そうでは
なくて，「どのように生きてもいいんだ」という
メッセージ自体がとても肯定的な生き方と思いま
した.

ひ：そのとおりですよ！　今まさにそれが肯定的
に生きるということだよなと私も聞いてて共感し
ました．やはり，問いを中心に話すということは
とてもすばらしく，楽しいことですね.

🐝：本当ですね，このままでは話が尽きません！
（笑）

ひ：時間と誌面にも限りがありますからね！　そ
れにしても，今日もそうですが，さんちゃんと話

すといつも元気が出ます．そうそう，カトリーヌ
との対話も，カトリーヌの問いも感性もすばらし
かったですね．

😊：はい，カトリーヌにも心から感謝ですね．本
当に対話の力に助けられた連載となりました．カ
トリーヌの気づきの感性というか，そういうのも，
連載を重ねるたびに増していって，今日のこの対
話もそうですが，相互の関係性から，その場が生
み出す力というものを強く感じた1年間の連載と
なりました．

🧑：場の力というのはとても大事ですよね．

😊：そう思います．場というのは空間ですが，私
は，目には見えなくても空間自体に記憶って宿っ
ているのではないかとすら思っているんです．そ
こですごした時間，体験，対話，それは空間に消
えてなくなるのではなく，そこに蓄積され残って
いるのではないかと．個人に残るものだけを私た
ちは現実としてとらえるのかもしれませんが，同
様に，その記憶は場にも残ると．それを気配とし
て感じたりすると思うんです．私は学校に居て，
学校にもただ歴史という時間だけがあるのではな
く，教室やそこらにたたずむ何かってあるじゃな
いですか．だから「同じ釜のメシを食う」という
言葉のように，そのような行為は個と個は，一見
つながってはいないようだけど，実は空間を介し
てつながっており，その時間や行為はその後に影
響を及ぼす可能性があると考えています．

🧑：はい，そしてその気配は察することができる
と思うんですよ．私が，初めてさんちゃんの学校
に行ったときに話したことを覚えていますか．

😊：はい，博さんは，うちの学校の入口を入った
瞬間に「ここはすごい場所だ」と感じたと．

🧑：そうなんですよ．この学校にはあたたかさや
エネルギーがある．そして実際，すれ違う学生た
ちが元気に自然に挨拶してくれたり，教務課の中
でも皆が自由に和気あいあいとしていたりと…，
楽しそうだけれど，でも真剣な場であることがす
ぐに感じられた．それを私は「これは神社と同じ

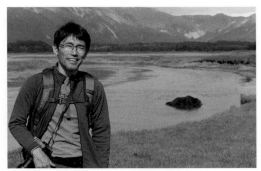
川を悠然と渡ってくる熊とともに（山藤賢氏撮影）

だ」と言ったんです．ここの学校の入口，この学
校の門が，神社で言ったら鳥居と同じで，神社で
は鳥居をくぐると凛とした空気を感じるじゃない
ですか．それはそこで日常的に練られている祈り
や想いがあるからではないかと思っていますが，
同様にこの学校の場所の力を感じたのです．

😊：そう話していましたね．そうですね．日本人
が初詣に行く，なにかあればお参りにいく場所が
神社ですが，そうして足を向けるわけも，何か場
所に感じるエネルギーがあるからですよね．これ
はスピリチュアルとかそういう話をしたいのでは
なく，場には，目には見えなくても創られている
エネルギーのようなものがあり，私はそれを場の
記憶のようなものがあるのではないかと思った，
表現したということだけなんですが…．

🧑：いやぁ，さんちゃんそれは大事な気づきだと
思いますよ．さきほども，目には見えないものが
存在し，社会に影響を及ぼしていることを話して
きましたが，そのような場の力というものを信じ
ながら，物事を進めていく時代と私も考えていま
す．

😊：場というものをつくっていくこと自体が，感
性を主体としたこれからの時代のリーダーシップ
と考えると，感じたことを大事に，自分の頭で考
え，そして行動，実践していくというこの連載の
中でも述べてきたことにつながると思います．
気づきとつながりという言葉で思い出しましたが，
博さんは「何かに気づく」ということについて，森

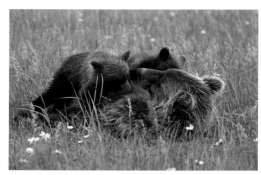
眼の前で子熊たちに授乳をはじめた母熊（山藤賢氏撮影）

でもよく「サイン」という言葉を使って話されますよね．未知の世界をこれから生きていく私たちに何かヒントになるかと思いまして，サインのことを最後に少し，話してもらえますか．

ひ：はい，サインというのは，たとえば，葉っぱが落ちてくるのを見る．それは普通に見ればただ葉っぱが落ちてくるだけなのですが，その葉っぱから，「あっ」と何かに気づくということです．物事を日常としてただ流さずに，サインとして受け取るということです．さんちゃんとはアラスカに一緒に熊に会いに行きましたよね．その始まりを覚えていますか．

さ：もちろん鮮明に覚えていますよ．初めて博さんと森にご一緒した日の夜のことです．焚火を皆で囲んでいて，私は一番星が瞬いているのに気づいて，対話の際にそのことをシェアしました．その時に自分にふと浮かんだ問いがあったからです．星って出ていれば気づくんですが，でも，その出る瞬間って見たことないなぁというどうでもいい問い（笑）をシェアしました．一番星が出る瞬間ってどうしたら見えるんだろうかなんて…．

ひ：はい，それがサインですよね．その星をただキレイだなぁと流すだけではなく，さんちゃんはふとそこに立ち止まったんです．

さ：その問いを面白がった博さんが，「さんちゃんが一番これまでで美しいと思った星空はどこのですか？」と質問を返してきました．私は，学生時代に初めて行った海外旅行，バックパッカーと

してその日に泊まる宿も決めずにオーストラリアを旅して，エアーズロック（ウルル）の頂上に登った日の夜のことを話しました．そこで見た南十字星は一生忘れないと．そして，博さんはどこの星空ですか？　と聞いたんです．

ひ：そうです．私はカナダのクイーンシャーロット諸島で見た星空と答えました．太古の時代から先住民が住んでいたトーテムポールの名残りがある島です．そこに導かれたのは星野道夫さんというアラスカの写真を撮り続けたカメラマンがいて，その本を通してだという話をしたんですよね．さんちゃんはその時，星野道夫さんをまったく知らなかったですよね．

さ：はい，その話を聞いたんですが，そのときは流していて，翌日，森の帰りに時間があったので本屋さんに寄ってブラブラ本を眺めていたら，書棚の端のほうに，本や写真集が山積みになっているコーナーがありまして…，なんと星野道夫特集と書いてありました．これはサインだと…（笑）．これ，本当のことなんですよ．そこにたくさんあった書籍の中から，一冊の本と写真集を中も見ずに買って帰りました．そして博さんに報告したら，その本（『旅をする木』）は博さんの人生とともにあるような一冊なんだと聞き驚きました．そして，その写真集の中にあったトーテムポールの写真のことを聞いたら，その写真がそのクイーンシャーロット諸島の写真だったんです…．

ひ：はい，そしてその後，時間はそのまま流れたのですが，2017年にアラスカに行くことになり，さんちゃんに声をかけてみたら即答で一緒に行きましょう，と．

さ：そう考えると，あの焚火で星の話をしなければ，私は，アラスカには行ってないですよね…．そしてこの連載で，関係性の話としてアラスカの熊の話をしていない…（編集部注：連載第11回）．この博さんとの対談もないだろうし，あっ，この連載自体もしていないかもしれないですね…．

ひ：そういうことですよね．さんちゃん，すべて

はつながっているんですよ.

さ：すべてはあの日の星の瞬き，話したことから始まっているんですね. 振り返って，あれがあって，ではなく，あれがあったから今があると思えます….

ひ：そのとおりですよね.

さ：博さんの考えるサインとは…

ひ：私は宇宙の叡智へのアクセスポイントだと考えています. 宇宙の叡智なんていうと，壮大な世界の話に聞こえるかもしれませんが，実際，私たちはこの宇宙に住んでいる，生きているというのは事実ですよね. その宇宙とのアクセスポイントのようなものと個人的には思っています. 叡智というのは別の言い方をすると摂理のようなものです. 宇宙を動かす想像もつかない何かがあって，私たちはその中に乗っかってこの人生を生きているんですよね. 感覚を開いた時に，その叡智に触れる瞬間がある，それががサインであり，サインとは起点であると思っています.

さ：起点ですか？ それはどういう意味でしょうか.

ひ：先ほどの話，さんちゃんは，その感性で星の輝きのサインを捉えたんですね. それが起点です. 一番最初にくるものです. その後，何につながるのかもわからず，知らずにです. その始まりのポイントに気づくか，流すか，それによってその後の人生の展開は変わってくるかもしれませんよね. いうなれば，川の流れに入って流れていくような感じです. どこに向かってとか，そこにたどり着くためにではなくです. ただ入っていくところ，それが起点であり，サインのイメージかと思います. でも，それがサインだよとは，誰も教えてくれません. 自分の感性の中で感じたこと，それがすべてなんです. 宇宙の叡智はたくさん溢れていてその人に見つけてもらえるのを待っているのかもしれません. その人に必要なタイミングでサインはある. それに気づくことが今後の面白い人生を歩むヒントになるかもしれません.

さ：さっきの問いの話の時に，必要なタイミングで与えられる問いという話がありました. こうして聞くと，それもサインと同様の話に思いました. まさに起点ですよね.

ひ：そうですよ，今日は，とくに目的も置かずにさんちゃんとは話してきましたよね. この連載を通して，今とこれからを考えるような内容の対話をしてきた気がします. これからの生き方は，何か目標を決めたりそれを達成することだけに価値があるような生き方ではなくなってくると思っています. まさに誰も予想しなかったコロナのようなことが起き，実際，先のことを決めるのが難しい時代になってきました. そのような時に大事なのはその起点だと思うんです.

まさにこの連載もそう！ この連載を読んだ人が，ある人はただ流して読むところを，ある人は何かに引っ掛かり，そこを掘り下げたら，そこが起点であり，サインかもしれません. そしてさんちゃんに感想や質問を送ってきてくれた. その行動が，さんちゃんの次につながる. 本当にサインから始まった物語でこの連載は続き，そしてこの対談をしてるんです.

さ：本当に読者の方々とのつながりを感じたこの1年間でした. 私はこの連載の対談はすべて1日で，その日のその場での問いに，手元に書籍や参考資料なども置かず，ただ浮かんでくるままに答えて対話をしました. それはまさに，私が考えるというよりも，何か降りてくるというか毎回そういう感覚でやっていたんですね. そこに私がいるのが，私の役割であるだけで. 私以外の誰かが話させてくれているような，誰かが書かせてくれているような. まさにコロナ禍と言われる1年でしたが，読者とも宇宙ともつながっていたようなそんな感じの不思議な，でも本当に温かい連載の1年間でした. 博さん，今日もお時間ありがとうございました. この連載にふさわしい（笑）医療とは直接関係ないけど，不思議で本質的な話，未来に向けての貴重な対話ができたと思っています.

でも，医療者向けの書籍なので（笑）最後に多くの医療人に向けてメッセージお願いします.

：はい，ありがとうございます．そして読者の皆さん，医療の現場で働く方々はまさに体を張って，この瞬間も人のために尽くしてくださっています．敬意と感謝しかありません．だからこそ，この書籍を通して，そしてこの対談の時間が，読んだ方々が自分を大切にして，健やかに生きることに少しでもつながってくれればいいなと心から浮かんできました．それだけが私の希望するところです．いつもありがとうございます.

：博さん，ありがとうございました.

（2021 年 3 月 2 日）

72

# 謝 辞

　1年間の連載を無事に終えた私にさらなるプレゼントが待っていました．この連載の書籍化です．そのお話を聞き，嬉しく思ったのは，医療界，教育業界に生きている私にとっても，まさにこのコロナ禍と言われている社会状況は通常とは異なる対応が必要とされた大変な一年であり，正解もなくもがくような思いで毎月の対談，連載を続けてきたことが，このような形となってご評価いただけたからです．形になるというのは皆さまから必要とされるということであり大きな喜びを感じずにはいられません．

　それも連載終了直後にもかかわらず，この4月の新入職員，学生さんたちにも届けばと至急での提案をしていただきました．またこの連載は誌面上に留まらず，終了後には読者も交えた講演会も実施させていただきました．読者の方々の多くの感想や質問など，その反響を編集部に直接届けてくださらなければこの企画は成らなかったと思いますので，深く感謝いたします．ありがとうございます．

　書籍化にあたっては，最後に，山田博さんとの対談が追加されました．医療業界向けの本ではありますが，そこに留まらない，人類の大きな未来と可能性の話をしてもらったと思っております．しかし，同時に私たちは，現実の社会の，目の前のこと，業務，働くということ，人との関係性，そのようなことに常に悩み，悲しみ，喜び，考え続ける人間でもあります．

　この連載のタイトルに働き方の処方箋とあるように，私は，働くとは人間社会が産み出した営みの一部であると思っています．物事には勝ち負けもあります．仕事上の勝ち負け，企業間の勝ち負けも存在します．だからこそ，それを否定するのではなく，しっかりと働く，しっかりと勝つところで勝つ，そういう価値観で物事を進めていくことを決して悪いことだとは思っておりません．そのうえで，どのような状況，環境においても，喜びに満ちて生きていくことができる，楽しくあるということ，それが人生を肯定的に生きるということであり，幸せなことではないかと考えています．皆さまが実際の現場で苦労されていること，悩んでいること，そのこともしっかりと理解し

たうえで，私なりの言葉で，皆さんの幸せに少しでもお役に立てればという思いでこの連載はできあがりました．

　この書籍の中にある言葉は，今後もその開いた時のタイミングで皆さんに必要なことを与えてくれるかもしれません．

　そう，最後まで，私らしく，かもしれません…という言葉で無責任にモヤモヤと終わりにしたいと思っています（笑）．

　また皆さんとはどこかで必ずつながることと思います．今，これを読んでいる時点で，私たちは別々の何かではなく，すでにつながっているのですから…たぶん…（笑）．

　皆さんそれぞれが健やかに過ごすことを心より祈っております．それではお元気で．


　そして，最後に，連載書籍化にあたり温かな推薦のお言葉を本書にいただきました，日本臨床衛生検査技師会会長の宮島喜文先生，千葉科学大学教授で元・日本臨床検査学教育協議会理事長の三村邦裕先生，先生方とはいつも学生教育について熱い談義を重ね，長年にわたりご指導をいただいています．あらためましてこの場を借りて御礼申しあげます．また，連載と書籍化にご尽力いただきました，対談パートナーのカトリーヌ，タカコ，山田博さん，いつも大変迷惑をかけている最愛の二人の娘と息子，医歯薬出版の関係者の方々，五十嵐陽子さん，五十嵐達矢さん，そしてなによりも数多くの読者の方々，心の底より感謝申しあげます．大きな声で，ありがとうございます．


山藤　賢


※本書へのご意見・ご感想などがございましたら，以下のe-mailアドレスへご連絡ください．
　info@showa.ac.jp（昭和医療技術専門学校）

著者
# 山藤　賢　さんどうまさる
Profile

東京都生まれ．昭和大学医学部，同大学院医学研究科外科系整形外科学修了．医学博士．医療，経営，教育の，幅広いフィールドで活躍中．

【医療者として】　学生時代，名門校サッカー部に在籍し，全国大会出場経験もあることから，ピッチに立つ選手に寄り添う医師になりたいと願い医学部に進学．さまざまなご縁からJリーグ，サッカー日本代表各世代のチームドクターを歴任．サッカー日本女子代表なでしこジャパンではオリンピック，ワールドカップなどをともに戦い抜いた．現在は東京都サッカー協会医学委員長を務め，2020東京オリンピック・パラリンピックに向けたメディカルマネジメントにかかわっている．

【経営者，教育者として】　医療法人社団昭和育英会理事長として医療機関を複数経営．臨床検査技師教育に特化した昭和医療技術専門学校では学校長として学生に向き合う．日本臨床検査学教育協議会理事，短期大学専門学校部会会長．著書『社会人になるということ』（幻冬舎）が，丸善日本橋店にてビジネス部門週間ランキング1位となるなど，教育・人材育成に関する執筆，講演活動でも注目されている．

【個人として】　趣味の歌舞伎鑑賞では，同級生の歌舞伎役者10代目松本幸四郎の後援会会長も務める．他，旅と読書と馬が大好き．

医療人の悩み Q&A
働き方の処方箋
　—人生を肯定的に生きる　　　　　ISBN978-4-263-22937-8

2021 年 4 月 10 日　第 1 版第 1 刷発行

　　　　　　　著　者　山　藤　　　賢

　　　　　　　発行者　白　石　泰　夫

　　　発行所　医歯薬出版株式会社

　〒 113-8612 東京都文京区本駒込 1-7-10
　TEL. (03)5395-7620(編集)・7616(販売)
　FAX. (03)5395-7603(編集)・8563(販売)
　https://www.ishiyaku.co.jp/
　郵便振替番号　00190-5-13816

乱丁, 落丁の際はお取り替えいたします　　　印刷・三報社印刷／製本・榎本製本

ご感想や著者へのメッセージをお送りください.

_____
_____
_____
_____
_____
_____
_____
_____
_____
_____
_____
_____
_____
_____

〒113-8612
東京都文京区本駒込 1-7-10
医歯薬出版株式会社
第一出版部　編集部　行
「働き方の処方箋−人生を肯定的に生きる」